H. BOURGES

L'HYGIENE DU SYPHILITIQUE

BIBLIOTHEQUE D'HYGIENE THERAPEUTIQUE FONDEE PAR LE P[R] PROUST.

MASSON & CIE EDIT[RS] PARIS

L'HYGIÈNE DU SYPHILITIQUE

VOLUMES PUBLIÉS DANS CETTE COLLECTION

Hygiène du goutteux, 2e édition (Dr A. Mathieu).

Hygiène de l'obèse, 2e édition (Dr A. Mathieu).

Hygiène des asthmatiques (Prof. Brissaud).

Hygiène des diabétiques (Prof. Proust et Dr A. Mathieu).

Hygiène et thérapeutique thermales (Dr Delfau).

Les cures thermales (Dr Delfau).

Hygiène du neurasthénique, 3e édition (Pr Gilbert Ballet).

Hygiène des albuminuriques (Dr Springer).

Hygiène des tuberculeux, 2e édition (Dr Chuquet).

Hygiène et thérapeutique des Maladies de la bouche, 2e édition (Dr Cruet).

Hygiène des Maladies du cœur (Dr Vaquez).

Hygiène thérapeutique des Maladies des fosses nasales (Drs Lubet-Barbon et R. Sarremone).

Hygiène des Maladies de la Femme (Dr A. Siredey).

Hygiène du dyspeptique, 2e édition (Dr G. Linossier).

462-09. — Coulommiers. Imp. Paul BRODARD. — 7-09.

BIBLIOTHÈQUE D'HYGIÈNE THÉRAPEUTIQUE
Fondée par le professeur PROUST

L'HYGIÈNE DU SYPHILITIQUE

PAR

le Dr H. BOURGES
Ancien interne des hôpitaux et de la Clinique dermatologique
de la Faculté de médecine de Paris,
Ancien chef du laboratoire d'hygiène à la Faculté
de médecine de Paris.

*(Ouvrage couronné
par la Faculté de médecine de Paris. Prix Jeunesse (Hygiène) 1897.)*

DEUXIÈME ÉDITION REVUE ET AUGMENTÉE

PARIS
MASSON ET Cie, ÉDITEURS
LIBRAIRES DE L'ACADÉMIE DE MÉDECINE
120, BOULEVARD SAINT-GERMAIN

1910

PRÉFACE

On ne peut faire qu'un armistice avec la vérole.

MERCURIALI.

L'hygiène considère à juste titre la syphilis comme un danger public, contre lequel il faut toujours se tenir en garde; et elle s'efforce d'y parer par l'application d'importantes mesures de police sanitaire et de prophylaxie générale. Mais celles-ci restent trop souvent insuffisantes et les plus louables efforts se heurtent à l'impossibilité d'établir de nouvelles règles prophylactiques, attentatoires à la liberté individuelle.

Partant de cette idée que l'ignorance du danger syphilitique, des formes sous lesquelles il se présente et des moyens de l'éviter est un des principaux facteurs de dissémination de la maladie, notre regretté maître, le professeur Proust, avait pensé qu'il y aurait quelque utilité à publier un livre dans lequel ces notions seraient mises à la portée de tous, dans un exposé simple et bref, dépouillé de termes techniques, et il avait bien voulu nous en confier la rédaction.

Nous avons divisé ce travail en trois parties. Dans la première nous examinerons les conditions de propagation et les modes de transmission de la syphilis indispensables à connaître pour bien comprendre l'utilité des pages qui suivront; la seconde sera consacrée à la prophylaxie et à l'hygiène individuelles du syphilitique; enfin nous indiquerons brièvement, dans la troisième, les mesures de police sanitaire et d'hygiène générale qui sont actuellement opposées à l'envahissement de la syphilis.

On ne s'étonnera pas de retrouver à chaque chapitre le nom, les idées, parfois le texte même de M. le professeur Fournier. C'est à son école que nous avons étudié la syphilis, et bien des pages de ce livre ne sont qu'un reflet de son enseignement.

H. Bourges.

PREMIÈRE PARTIE

CONDITIONS DE PROPAGATION ET MODES DE TRANSMISSION DE LA SYPHILIS

CHAPITRE I

Histoire et géographie de la syphilis.

Histoire de la syphilis. — Que la syphilis ait existé de tout temps, ou qu'elle ait fait son apparition au XVe siècle, il est certain qu'à ce moment elle frappa comme un fléau nouveau tous les peuples et se répandit en quelques années parmi toutes les nations de l'Europe. S'agissait-il d'une maladie ancienne, dont l'existence préhistorique serait prouvée par les lésions spécifiques constatées sur des ossements de l'époque néolithique; dont certains caractères se retrouveraient dans les livres sanscrits, les annales malabares, les premiers écrits médicaux chinois, la Bible; dont la médecine ou la littérature gréco-romaine aurait donné quelques vagues descriptions; sur laquelle les écrits du moyen âge fourniraient des documents incertains? Dans cette hypothèse, comme le fait remarquer Gruner, il faut de toute nécessité admettre une diffusion subite et une aggravation soudaine de la maladie vers les années 1492-1493, époque à laquelle elle sema la terreur en Europe au point que la mention de ce fléau nouveau se retrouve dans tous les documents de la fin du xve siècle.

La syphilis est-elle au contraire d'origine moderne et date-t-elle seulement de ces dernières années du xve siècle où elle fit tant de bruit? S'est-elle spontanément développée en Europe vers cette époque, sous l'influence de causes encore inconnues, ou faut-il la considérer comme une maladie du Nouveau-Monde rapportée sur notre continent par les compagnons de Christophe Colomb? A ce propos il convient de reconnaître que certains documents semblent démontrer l'existence de la syphilis en Europe quelques années avant le retour de Christophe Colomb. D'ailleurs, de nos jours, les relations de voyage paraissent établir que chez les Indiens qui vivent loin des côtes la syphilis est inconnue, tandis qu'elle fait des ravages considérables parmi les tribus qui sont en contact fréquent avec les Européens, constatation défavorable à l'hypothèse de l'origine américaine de la syphilis.

Ce qui reste acquis, c'est que tous les auteurs qui ont parlé du fléau dans la première moitié du XVIe siècle s'accordent à considérer cette maladie comme inconnue jusqu'alors et en donnent une description qui prouve que la syphilis de cette époque présentait l'évolution et l'ensemble des manifestations qu'on lui reconnaît de nos jours, avec cette différence que le tableau qu'en dépeint Fracastor est plus sombre, que les syphilides étaient plus souvent confluentes et ulcéreuses et que la terminaison de la maladie était fréquemment fatale.

L'usage de l'onguent mercuriel dans le traitement de la syphilis, prescrit pour la première fois par Marcellus Cumanus en 1495, ne tarde pas à se répandre. Employé d'abord avec mesure, il devient bientôt une source de bénéfices pour les charlatans, qui tombent dans les exagérations les plus dangereuses, et dès lors le mercure fait plus de victimes qu'il ne guérit de syphilitiques.

Le fléau de son côté devient un danger public, contre lequel les autorités prennent des mesures rigoureuses. Un édit de 1493 « enjoint à tous malades de la grosse vérole de quitter la ville et fauxbourgs de Paris ». Une ordonnance du Parlement, datée du 6 mars 1497, prescrit aux étrangers vérolés de quitter la ville, et aux habitants de rester dans leurs demeures jusqu'à guérison complète; aux Parisiens pauvres est réservée, dans le faubourg Saint-Germain, une maison louée où ils recevront des soins.

Partout sont ouverts des hôpitaux spéciaux. La maladie atteint également tous les degrés de l'échelle sociale et n'épargne « ne couronnes, ne crosses ».

Il est curieux de voir que la distinction entre la syphilis, la chancrelle et la blennorragie, qui s'était bien établie au xve siècle, s'effaça peu à peu pour disparaître complètement pendant les trois siècles qui suivirent. Cependant quelques auteurs de cette longue période d'erreur ont contribué à éclairer la succession des accidents de la syphilis; on ne peut passer sous silence les noms de Fernel (1557), de Boerhaave (1728), d'Astruc (1740) et de Van Swieten (1778). Déjà, dans la seconde moitié du xviiie siècle, Balfour (1767), Duncan, Tode (1777), E. Bell (1793) s'élèvent contre la confusion de la blennorragie et de la syphilis. Mais la dualité de ces affections vénériennes n'est complètement démontrée que par les inoculations de Hernandez (1812).

Dans la première moitié du XIXe siècle, la distinction n'était pas encore nettement établie entre le chancre simple et le chancre infectant. Ces deux affections furent définitivement séparées par les observations de Bassereau (1852) à l'aide de la méthode des « confrontations » et par les recherches de Rollet et de ses élèves (1858-1863).

D'autre part les notions se précisaient sur le caractère contagieux du chancre infectant (Ricord) et des accidents secondaires (Wallace[1], Gibert, Fournier, Rollet), et ainsi s'est trouvée constituée peu à peu la notion que nous avons actuellement de la syphilis. Celle-ci s'est trouvée complétée dans ces dernières années par des découvertes expérimentales et biologiques de la plus haute importance.

En 1903 Metchnikoff et Roux démontrent d'une façon définitive la transmissibilité de la syphilis, avec ses manifestations primaires et secondaires, aux singes anthropoïdes. Enfin, au début de l'année 1905, Schaudinn découvre dans les lésions syphilitiques de l'homme un spirochète (*Treponema pallidum*) que toutes les recherches

1. C'est à Wallace également qu'on doit la découverte des propriétés thérapeutiques de l'iodure de potassium dans la syphilis.

ultérieures concordent à désigner comme l'agent spécifique de la syphilis.

La syphilis[1] est une maladie chronique, produite par la pénétration dans l'organisme d'un contage, qui paraît bien être le Tréponème pâle de Schaudinn.

Elle n'est jamais spontanée. Le plus souvent elle se transmet par contagion soit directe (très fréquemment alors d'origine vénérienne), soit indirecte.

Trois ou quatre semaines environ après le moment de l'infection se révèle la première manifestation de la maladie sous forme d'un chancre induré se développant au point même où le contage a pénétré.

Au bout de quelques jours les ganglions de la région où s'est développé le chancre se tuméfient et, quelques semaines après, éclatent les accidents secondaires sous forme de céphalalgie, de roséole, d'éruption papuleuse, de plaques muqueuses, d'alopécie, d'iritis, de troubles viscéraux, etc.; ces manifestations se présentent à intervalle de temps variable, par poussées suc-

1. Le mot syphilis est dû à Fracastor. On n'en connaît pas exactement l'étymologie (peut-être ce mot vient-il de συν, avec, et φιλειν, aimer?).

cessives. Toutes les lésions exulcérées de la période secondaire, surtout lorsqu'elles sont humides, sont éminemment contagieuses.

Au bout de deux ou trois ans, si la syphilis est bénigne ou si elle a été bien traitée, les accidents disparaissent et ne se reproduisent plus. Mais si la maladie n'a pas complètement épuisé son action, surviennent alors des lésions néoplasiques, gommeuses, scléro-gommeuses ou tuberculeuses, généralement isolées, pouvant atteindre tous les systèmes, tous les viscères et par suite provoquer les symptômes les plus variés. Enfin, quand les accidents se sont multipliés, qu'ils ont entraîné des désordres graves et déterminé une dénutrition profonde, la syphilis aboutit à un état de cachexie, heureusement exceptionnelle, mais qui entraîne presque toujours la mort.

La syphilis est encore transmissible soit par hérédité (Paracelse, A. Paré, Bertin, Ricord, Gubler, Diday, Fournier), le père ou la mère syphilitique, parfois les deux, transmettant la maladie au fœtus, au moment de la conception ou encore la mère syphilitique contaminant le fœtus au cours de la grossesse; soit par conception (Ricord, Depaul, Hutchinson, Diday), un enfant hérédo-syphilitique infectant sa mère saine pendant la vie intra-utérine. Dans les deux cas le chancre infectant fait défaut; l'infection est d'emblée générale et ses premières manifestations appartiennent à la classe des accidents secondaires ou tertiaires, suivant dès lors la marche d'une syphilis acquise par contagion.

Particularités géographiques de la syphilis. — De l'étude de la distribution géographique de la syphilis, de sa fréquence et de sa virulence dans les divers pays, on ne peut guère tirer qu'une conclusion, c'est que l'action de la latitude et des climats est à peu près nulle sur cette maladie. Toutes les races, à part quelques exceptions incertaines (indigènes de l'Islande et des îles Féroé, indigènes de sang pur du centre de l'Afrique) semblent présenter une égale réceptivité à la syphilis.

Les climats extrêmes sont les moins favorables à la guérison de la syphilis et il semble que dans les contrées froides l'évolution de la maladie soit particulièrement lente et maligne.

On a avancé sans preuves bien certaines que les hautes altitudes (Mexique, Arménie, Abyssinie) avaient une influence fâcheuse sur le pronostic de la syphilis.

En réalité la fréquence et la gravité de la

syphilis dans une région dépendent beaucoup plus du défaut de traitement, de la misère, de la malpropreté, de l'entassement et de l'incurie que de la race et du climat.

Si nous passons rapidement en revue les divers continents nous voyons que la syphilis paraît également répandue au centre de l'*Europe.*

Elle est assez grave en Finlande, en Suède et en Norvège, ainsi que dans l'Italie méridionale et en Sicile; en général bénigne dans tout le reste de l'Europe méridionale.

En *Asie* elle est très répandue en Chine, au Japon, dans les Indes Anglaises, en Cochinchine et à Java, atteignant beaucoup plus sévèrement les Européens que les indigènes. Elle paraît bénigne en Asie Mineure (sauf sur les hauts plateaux de l'Arménie), en Perse et chez les Kirghiz. Les Arabes du nord de l'*Afrique* ont fréquemment des syphilis rapidement malignes avec tendance ulcéreuse et destructive (lèpre kabyle d'Arnould). Il en est de même sur le littoral de l'Afrique occidentale et dans le centre de l'Afrique, mais chez les métis seulement (Livingstone); tandis qu'en Égypte et sur les côtes de la mer Rouge, la maladie, très répandue, est généralement bénigne.

Dans plusieurs contrées de l'*Amérique* la syphilis

présente une gravité marquée notamment parmi les populations indigènes de l'Amérique russe et de l'Amérique anglaise, en Californie, au Texas; aux États-Unis elle est particulièrement maligne pour les nègres et les indiens de l'Ouest. On la dit singulièrement tenace et précocement maligne au Mexique. Dans la plupart des États de l'Amérique du Nord elle est très fréquente et fait de sérieux ravages.

On prétend qu'elle est rare chez les Esquimaux et assez bénigne, bien que très commune, aux Antilles.

Les îles de l'*Océanie* ont été rapidement et sérieusement envahies par la syphilis, qui leur était importée d'Europe.

CHAPITRE II

Causes qui favorisent le développement de la syphilis.

Fréquence de la syphilis. — C'est dans les grandes agglomérations d'individus, dans les grandes villes, dans les ports dont la population flottante se renouvelle incessamment, que la syphilis est particulièrement fréquente, tandis qu'elle est beaucoup plus rare dans les campagnes et dans les petites villes, où les relations sont moins actives et la vie plus calme. D'après Mauriac le nombre de personnes qui, chaque année, prennent la vérole à Paris est d'environ 5 à 8 000. Cette immunité dont jouissent dans nos pays les campagnes et les centres dont la densité de la population est faible, disparaît dans les contrées où la misère, l'ignorance et l'incurie s'allient pour favoriser la dissémination de la maladie. C'est ainsi que s'explique la fréquence extraordinaire de la syphilis en Chine, en Russie et en Afrique. Pendant l'année 1883, les divers congrès régionaux de médecine en Russie ont mis la question de la propagation de la syphilis à l'ordre du jour. On peut relever quelques chiffres intéressants dans les rapports qui ont été publiés sur ce sujet. Dans la commune de Matchino (gouvernement de Riazan) tous les habitants sans exception, dit le docteur Kourbatoff, sont syphilitiques. Le docteur Glasounovski trouva dans son district, comprenant 40 000 habitants, un syphilitique sur 69 habitants. Sur le nombre total des malades soignés dans les hôpitaux et ambulances du gouvernement de Riazan, dans le courant de cinq années, on compta : en 1877, 23 p. 100 de syphilitiques ; en 1878, 21 p. 100 ; en 1879, 22,6 p. 100 ; en 1880, 21,2 p. 100 ; en 1881, 21,8 p. 100.

Influence de l'âge. — La syphilis étant le plus souvent une maladie vénérienne, il est bien naturel qu'on l'observe en général pendant la période de la vie où les fonctions génitales sont en activité majeure, c'est-à-dire surtout de seize à trente ans.

Toutefois on la rencontre encore assez fréquemment chez les enfants pour deux raisons :

c'est d'abord parce qu'elle se transmet héréditairement et c'est la forme sous laquelle elle frappe presque exclusivement le premier âge; l'infection peut encore se faire en dehors de tout rapport vénérien, par le plus innocent des contacts ou même par contagion médiate.

Chez les gens âgés, la syphilis se rencontre aussi, bien qu'assez rarement. Elle peut être d'origine vénérienne ou non-vénérienne; le premier mode de contamination s'observe même tout à fait au déclin de la vie; des cas analogues à l'exemple classique signalé par Sigmund ne sont pas absolument exceptionnels. L'observation de Sigmund a trait à un vieillard qui contracta, à l'âge de quatre-vingt-dix ans, un chancre induré du prépuce et eut ensuite des accidents secondaires.

Les âges extrêmes de la vie sont pour Fournier des facteurs de gravité de la syphilis de premier ordre. La syphilis du premier âge, en effet, est essentiellement redoutable, surtout dans sa forme héréditaire où les manifestations viscérales sont essentiellement précoces. De même personne n'ignore la gravité toute spéciale de la syphilis après la cinquantième année. C'est à cet âge que se rencontrent le plus souvent les chancres ou les gommes phagédéniques, le tertiarisme précoce, les éruptions à forme profondément ulcéreuse, les manifestations portant spécialement sur le système nerveux, enfin la cachexie syphilitique. Les opinions des auteurs varient d'ailleurs sur la mesure dans laquelle l'âge avancé assombrit le pronostic de la maladie. Sigmund considère que la syphilis des vieillards n'est généralement pas aussi grave qu'on l'a prétendu, tandis que Gailleton estime que toute syphilis qui frappe un sujet ayant dépassé cinquante ou soixante ans est fatalement mortelle. « Si vous voulez avoir la vérole, disait Ricord, profitez du moins pour cela du temps où vous êtes jeune, car il ne fait pas bon de lier connaissance avec elle quand on est vieux. » Regoby[1] fait d'ailleurs remarquer avec raison que vis-à-vis de la syphilis l'état sénile varie suivant les individus. Tel sujet est vieillard à quarante ans; tel autre ne l'est pas à soixante.

Influence du sexe. — Dans nos pays où l'origine vénérienne de la maladie est de beaucoup la plus fréquente, les hommes, à cause de la liberté plus grande de leurs mœurs, sont plus exposés à la syphilis que les femmes. Dans sa clientèle extra-

1. Regoby, *Syphilis chez les personnes âgées*, th. de Paris, 1887.

hospitalière Fournier a relevé la proportion de dix hommes infectés pour une femme. Il n'en est pas de même dans certaines régions très misérables, où tous les membres d'une famille sont entassés dans la même chambre et dans le même lit; le logis devient alors un véritable foyer de contagion. Aussi dans les campagnes pauvres de la Russie tous les médecins ont-ils constaté que le nombre des femmes syphilitiques est de beaucoup plus considérable que celui des hommes. Dans le gouvernement de Riazan[1] la statistique des syphilitiques comptait 9 531 femmes et seulement 5 851 hommes. Le Dr Glosounowsky explique cette prédominance de l'infection chez les femmes par ce fait qu'elles sont beaucoup plus exposées aux différentes causes de la contagion. En effet, l'enfant ou le nourrisson hérédo-syphilitique est toujours abandonné aux soins du personnel féminin. De plus les femmes sont constamment retenues au foyer par leurs occupations habituelles, par les soins du ménage et restent en contact continuel les unes avec les autres. Si, par conséquent, la syphilis atteint un membre de la famille, ce seront les femmes qui auront le plus d'occa-

1. Schreider, *La syphilis en Russie* (*Sem. médicale*), 1884, p. 178.

sions d'être contaminées, tandis que les hommes, appelés par leur travail presque tout le jour en dehors de la maison, pouront rester indemnes.

Les hommes, à quelque classe de la société qu'ils appartiennent, participent sans distinction à la transmission de la syphilis. Pour les femmes, c'est une catégorie spéciale, celle des prostituées, qui répand le plus la maladie. Il est cependant assez curieux de remarquer qu'elles sont loin d'en avoir le monopole exclusif. La syphilis consécutive aux rapports sexuels dans un ménage régulier ou irrégulier s'observe une fois sur cinq, tandis que pour les autres maladies vénériennes, blennorragie ou chancre simple, la part des rapports d'aventure est bien plus considérable, puisqu'ils sont en cause neuf fois sur dix.

Influences professionnelles ou sociales. — Toutes les fois que des sujets jeunes sont, par nécessité, privés de l'influence de la famille et éloignés du mariage, s'ils sont abandonnés à eux-mêmes dans un milieu où le libertinage est habituel et où ils trouvent des facilités pour s'abandonner à l'alcoolisme ou à l'oisiveté, ils ont les plus grandes chances de contracter la syphilis. C'est ainsi que les militaires, les marins, les ouvriers d'usine, les étudiants sont particulièrement exposés.

L'influence du milieu social sur la propagation des maladies contagieuses est en général très marquée, les classes riches restant habituellement indemnes, à cause des conditions d'hygiène favorables dans lesquelles elles se trouvent placées. Lorsqu'il s'agit de syphilis, du moins pour les hommes qui s'exposent au danger vénérien avec la plus grande insouciance, toutes les classes paient à peu près également le même tribut.

Conditions favorisant la dissémination de la syphilis. — Les émigrations, les agglomérations momentanées, les mouvements de troupes, le passage des armées, le débarquement des équipages de navire, ont pris de tout temps une grande part à la dissémination de la syphilis. Au XVe siècle les lansquenets ont répandu la maladie en Alsace, en Allemagne et en Suisse; ce sont également les soldats de Cromwell qu'on accuse de l'avoir importée en Écosse. De nos jours encore, dans certains pays, comme la Russie, où le niveau social des basses classes est resté ce qu'il était il y a un ou deux siècles, ce sont les soldats, qui, en rentrant dans leurs foyers, sont les principaux agents de dissémination de la syphilis.

L'ignorance du danger favorise au plus haut point la diffusion du mal. Un préjugé trop répandu veut que la syphilis ne soit guère qu'une maladie vénérienne. C'est parce qu'on s'imagine qu'elle n'est pas à redouter au sein de la famille, qu'elle se répand peu à peu à tout l'entourage d'un nourrisson infecté ou d'un enfant victime de la syphilis vaccinale, créant ces épidémies de « syphilis des innocents » (Duncan Bulkley)[1], qu'on pourrait aussi bien appeler la syphilis des ignorants.

L'incurie qui fait abandonner ou repousser les mesures prophylactiques générales prend encore dans cette question une importance de premier ordre. C'est ainsi que la prostitution clandestine, qu'elle soit tolérée par négligence ou qu'elle s'exerce sans entrave, est une source intarissable de contamination. Mauriac donne les chiffres suivants, qui sont assez éloquents : sur 1 633 syphilitiques, 1 414 avaient été infectés par des prostituées libres et 219 seulement par des prostituées inscrites.

Enfin la dégradation morale, la corruption des mœurs, sont encore dans un pays d'importants facteurs de propagation de la syphilis.

La provocation publique dont Fournier[2] a fait

1. Duncan Bulkley, *Syphilis in the innocent*, New-York, 1894.
2. Fournier, *Rapport sur la prophylaxie publique de la syphilis*, *Comptes rendus de l'Académie de médecine*, 1887, t. I, p. 600.

un tableau si saisissant, n'est pas seulement un scandale public et un exemple de démoralisation; mais encore cette provocation est l'origine d'une quantité incalculable de contaminations, car elle est exercée presque exclusivement par la prostitution libre, c'est-à-dire celle qui ne peut être médicalement surveillée. Fournier a passé en revue tous les modes de provocation : provocation nocturne de la rue; provocation matinale des fausses petites ouvrières; provocation de certaines boutiques de parfumerie, de ganterie, de librairie; provocation autour des collèges; provocation des brasseries de femmes et des débits de vins; sans compter la provocation des bals publics (Mauriac) et de certains petits théâtres, moins condamnable, puisque ceux qui s'y exposent sont venus volontairement la chercher.

CHAPITRE III

Transmission de la syphilis par contagion (contagion directe).

Lorsqu'on étudie la transmission de la syphilis, il est un certain nombre de propositions qu'on peut considérer comme actuellement démontrées :

1° Chaque cas de syphilis procède d'un cas de syphilis antérieur; il n'existe pas d'exemple de génération spontanée de la maladie.

2° La syphilis se transmet de trois façons :

Par contagion ;

Par hérédité ;

Par conception.

Nous passerons en revue successivement ces trois modes de transmission.

Contagion. — Les preuves de la transmission de la syphilis par contagion ne sont plus à faire;

elles sont chaque jour confirmées par l'observation clinique; d'ailleurs l'expérimentation en a fourni la démonstration absolue; nous reparlerons plus loin, à propos des sources et de la nature du contage, de ces faits d'inoculation expérimentale.

Modes de contagion. — Pour qu'il y ait contagion de la syphilis, il faut que l'agent virulent ait été déposé au contact d'une solution de continuité des téguments. Ce contact peut être réalisé de deux façons, soit par contagion directe par suite de rapports immédiats entre celui qui transmet la maladie et celui qui subit la contamination; soit par contagion indirecte alors que le contage est transmis par l'intermédiaire d'une tierce personne ou d'un objet inerte, sans qu'il y ait un contact direct entre le sujet syphilitique et celui qui est infecté.

De plus, quel que soit le mode de transmission de la maladie, qu'il s'agisse de contagion directe ou indirecte, la syphilis peut être d'origine vénérienne ou non-vénérienne. Cette dernière distinction est loin d'être inutile à établir, la plupart des gens ne songeant guère qu'aux dangers de contamination que font courir les rapports sexuels et ignorant absolument la transmission possible de la syphilis en dehors de tout acte vénérien.

Contagion directe. — La contagion directe est le plus souvent, du moins dans nos pays, la conséquence d'un commerce sexuel; aussi la syphilis est-elle considérée avant tout comme un mal vénérien! Mais il faut bien insister sur ce fait, pour combattre un préjugé très répandu, que ce n'est pas le coït normal seul qui expose à la contagion; tous les modes de coït, aussi bien le coït génito-anal, que le coït *ab ore*, sont également dangereux; car les orifices naturels, l'anus et la cavité buccale, comme la vulve, sont au même titre les principaux confluents des lésions contagieuses. D'ailleurs, dans l'acte vénérien, ce n'est pas le coït, sous quelque forme qu'il soit pratiqué, qui est seul dangereux, ce sont encore tous les contacts, tels que le baiser, les caresses, les attouchements.

Si la contagion directe est presque toujours d'origine vénérienne dans les pays où le bien-être et le confort sont répandus et où les règles les plus élémentaires d'hygiène commencent à être observées, il n'en est plus de même dans les contrées où les habitants vivent entassés dans des logements insuffisants, dans une promiscuité continuelle, tous les membres d'une famille couchant sur le même grabat et mangeant à la même écuelle. Dans ces conditions la syphilis n'a pas besoin des rapprochements vénériens pour se répandre rapidement.

Au Congrès de Riazan de 1883, en Russie, les médecins avaient apporté des chiffres concluants.

Une statistique portant sur 2 765 cas de syphilis montrait que 2 046 fois la maladie avait été contractée en dehors des rapports sexuels. Dans un autre gouvernement, sur 865 cas, 664 se rapportaient à la syphilis congénitale ou. à des cas de contagion non-vénérienne. Étant données les conditions d'existence des paysans russes, il suffit qu'un des membres d'une famille soit atteint de syphilis pour que tous les autres soient peu à peu contaminés à leur tour.

Le Dr Woukoloff signale le cas d'une famille où tous les membres, au nombre de sept, étaient syphilitiques. Dans une autre famille la mère, deux fils et une fille étaient atteints. La contagion s'était effectuée par la bouche.

Le Dr Roussanoff a vu six familles de bohémiens dont tous les membres sans exception étaient devenus syphilitiques.

Une des causes les plus répandues de propagation de la syphilis dans les villages russes est la coutume qui veut que les bergers des troupeaux communaux prennent leurs repas à tour de rôle chez chaque paysan de la commune.

Bien que chez nous la fréquence de la contagion non-vénérienne soit beaucoup moins grande, il n'en faut pas moins compter avec elle et passer en revue les moyens de transmission qu'elle emploie, pour se mettre en garde contre eux.

Le baiser le plus innocent[1] est souvent une occasion de contagion dans les familles, pour peu que les lèvres de celui qui embrasse soient infectées ; c'est ainsi que fréquemment la syphilis a été transmise à des enfants par des servantes chargées de leur garde, qui étaient infectées à l'insu des parents. Musitanus raconte que des religieuses d'un couvent de Sorrente contractèrent la syphilis en embrassant un enfant nourri par une femme syphilitique.

Les contacts d'une bouche étrangère sont toujours dangereux. Fournier a relaté le cas d'un chancre infectant ayant succédé à la succion d'une plaie accidentelle de la jambe ou encore à l'application sur le front écorché d'un enfant

1. Fournier relève dans ses dossiers huit cas de syphilis transmise par ses malades, cependant dûment avertis, à la suite du baiser familial. (A. Fournier, *Les chancres extragénitaux*, 1896, p. 24.)

d'un morceau de taffetas d'Angleterre préalablement humecté de salive par une personne syphilitique. La pratique de la succion de la plaie pendant l'opération de la circoncision a fréquemment donné lieu à l'infection syphilitique (Ricord). De même pour la succion du mamelon pratiquée quelquefois sur les nouvelles accouchées pour dégorger la glande ou former le bout du sein. Une matrone de Condé contamina ainsi douze ou quinze femmes, qui infectèrent secondairement plusieurs nouveau-nés, et par leur entremise, des nourrices et d'autres enfants.

On a encore signalé la transmission de la syphilis par une femme qui avait la spécialité d'enlever les corps étrangers de l'œil avec le bout de sa langue; l'infection d'un sujet qui avait pratiqué l'insufflation de bouche à bouche à un nouveau-né syphilitique.

La salive projetée hors d'une bouche, présentant des plaques muqueuses, dans la toux ou l'éternûment, a déterminé des chancres de la face chez un certain nombre de sujets, particulièrement chez des médecins.

Plusieurs observateurs dénoncent le danger d'une morsure faite par un syphilitique.

L'allaitement est actuellement reconnu comme

un facteur important de contagion directe de la syphilis. La nourrice ou le nourrisson sont l'un ou l'autre exposés.

Si c'est la nourrice qui est syphilitique, ce n'est pas par son lait qu'elle infecte l'enfant, car l'expérimentation a démontré que le lait des syphilitiques, non mélangé à d'autres sécrétions, ne contient pas l'agent de la contagion; mais par le sein, s'il est porteur d'accidents contagieux, ou, en embrassant le nourrisson, par la bouche, si elle est le siège d'un chancre ou de plaques muqueuses.

Inversement le nourrisson syphilitique, qu'il ait été infecté héréditairement ou qu'il ait acquis la maladie après sa naissance, peut contagionner sa nourrice soit au niveau du sein, s'il a des lésions buccales; soit en tout autre point du corps (visage, joue, cou), où peuvent appuyer ses lèvres. On a encore signalé la contagion directe par le contact répété avec la main ou l'avant-bras de la nourrice, des fesses de l'enfant qui étaient le siège d'accidents ulcéreux.

Il arrive fréquemment que ces syphilis consécutives à l'allaitement restent longtemps méconnues et par conséquent se propagent à l'entourage des premières victimes, au mari de la nourrice, à ses enfants, à toute sa famille, puis à d'autres enfants, à leurs nourrices et à leurs familles, créant de véritables épidémies.

Ambroise Paré rapporte un fait de ce genre dans les termes suivants : « Une honneste et riche femme pria son mary qu'il luy permis d'être nourrice d'un sien enfant : ce qu'il luy accorda, pourveu quelle print une autre nourrice pour la soulager à nourrir l'enfant. Icelle nourrice avoit la vérole, et la bailla à l'enfant, et l'enfant à la mère, et la mère au mary, et le mary à deux autres petits enfants qu'il faisoit ordinairement boire et manger et souvent coucher avec luy, non ayant connoissance qu'il fust entaché de ceste maladie. Or la mère, considérant que le petit enfant ne profitoit aucunement et qu'il estoit en cry perpétuel, m'envoya quérir pour connoistre sa maladie, qui ne fust difficile à juger, d'autant qu'il estoit couvert de boutons et pustules et que les testins de la nourrice estoient tous ulcérez : pareillement ceux de la mère ayant sur son corps plusieurs boutons, semblablement le père et les deux petits enfants dont l'un estoit aagé de trois et l'autre de quatre ans. Lors déclaray au père et à la mère qu'ils estoient tous entachez de la vérole, ce qui estoit provenu par la nourrice; lesquels j'ai traicté et furent tous guaris, reste le petit enfant qui mourut, et la nourrice eut le foüet sous la custode, et l'eût eu par les carrefours n'eust esté de crainte de déshonorer la maison. »

Une constatation très remarquable, sur laquelle nous reviendrons plus loin, établit qu'une mère saine peut, sans danger, nourrir son propre enfant atteint d'hérédo-syphilis (loi de Baumès). Inversement un enfant sain, né d'une mère syphilitique, n'est généralement pas contaminé, qu'il soit nourri par sa propre mère ou par une nourrice syphilitique (loi de Profeta).

Des contacts accidentels sont parfois encore la source de contaminations directes. C'est ainsi que des médecins, des sages-femmes, oubliant de protéger des excoriations des doigts, ont contracté la syphilis en pratiquant le toucher vaginal. La véritable nature du chancre ainsi gagné est souvent méconnue et la syphilis est ensuite transmise à plusieurs sujets. Ce fut une accoucheuse, ayant négligé une pustule qui lui était venue à l'index, qui fut le point de départ de l'épidémie de syphilis connue sous le nom de « mal de Sainte-Euphémie ».

Des enfants ont pris la syphilis de leurs parents pour avoir partagé leur lit et s'être exposés au contact d'accidents contagieux, sans qu'il y ait eu aucune manœuvre coupable. Violet a observé à l'Antiquaille de Lyon une petite fille de six ans qui avait contracté la syphilis dans le lit de son père, en se blottissant contre lui pour se garantir du froid.

Une mère infecta son enfant en bas âge, qu'elle tenait étroitement serré contre son corps pendant la nuit pour le protéger contre le froid.

Voici une observation de Fournier dans laquelle la contamination est due à un simple contact fortuit. Il s'agit d'un jeune homme qui avait un chancre infectant de la région antérieure de la cuisse et n'en pouvait trouver l'origine, le dernier coït remontant à une date beaucoup trop éloignée. Il finit cependant par se souvenir que quelque temps auparavant une danseuse de mœurs suspectes s'était assise sur ses genoux, elle et lui se trouvant dans un costume évidemment fort léger.

On a soutenu qu'un enfant sain pouvait pendant l'accouchement s'infecter au passage de la vulve, dans le cas où la mère aurait des syphilides génitales. Dans le fait rapporté par Weil, il y a des probabilités en faveur de cette infection par contact au passage; il s'agissait d'une mère qui avait des plaques muqueuses à la vulve et d'un enfant qui eut, quatre semaines après sa naissance, un chancre induré du nez. En tout cas, pour que ce mode de transmission soit possible, il faut que la mère ait acquis la syphilis tout à fait à la fin de sa grossesse, car chaque fois que l'infection de la mère est antérieure aux deux ou trois derniers mois de la gestation, le fœtus est héréditairement contaminé, ou bien immunisé. Violet a signalé des faits dans lesquels, malgré la multiplicité des lésions spécifiques chez la mère et la longueur du séjour à la vulve, des enfants sont nés et restés sains. D'ailleurs Profeta et lui font remarquer que pour que l'infection puisse s'accomplir il faudrait que l'enfant fût porteur d'excoriations servant de porte d'entrée au virus; or l'intégrité des téguments est généralement absolue; ils sont en outre protégés par l'enduit sébacé qui recouvre le fœtus.

CHAPITRE IV

Transmission de la syphilis par contagion (contagion indirecte).

Contagion indirecte. — Les circonstances dans lesquelles la contagion indirecte se produit sont presque toujours indépendantes des rapports sexuels. On a cependant signalé la possibilité de la contagion indirecte par le coït pratiqué avec une femme saine, alors qu'elle vient d'avoir un rapport avec un homme syphilitique. Dans un cas rapporté par Puche et par Ricord, ce fut l'homme qui servit de véhicule au virus et qui, sans être infecté lui-même, transmit la syphilis d'une maîtresse à sa jeune femme; il avait le gland recouvert par un prépuce très long et les deux rapports s'étaient succédé dans un espace de temps très limité sans qu'il y ait eu d'ablution.

Duncan Bulkley[1] a relevé une centaine d'épidémies de syphilis non-vénérienne, dans lesquelles plus de 3000 victimes ont été atteintes. Dans presque tous les cas l'infection relevait de la contagion indirecte.

La syphilis peut être transportée par un instrument infecté et ainsi inoculée à un sujet sain. C'est surtout la vaccination qui a contribué à ce mode de dissémination de la syphilis. Monteggia, Marcolini, en 1814, dévoilèrent pour la première fois la relation avec la syphilis d'éruptions observées après la vaccination. Mais on ne commença à se préoccuper de cette question qu'à la suite d'une série d'épidémies de syphilis vaccinale qui firent grand bruit vers le milieu du siècle dernier en Allemagne, en Italie et en France.

A Coblentz (1849), dix-neuf personnes sur vingt-six contractèrent la syphilis à la suite de la vaccination.

A Freienfels (1853), il y eut 8 cas d'infection sur 13 personnes vaccinées.

Quarante-quatre enfants de Lupara (1856) furent contaminés par la vaccination, et la syphilis fut

1. Duncan Bulkley, *Syphilis as a not venereal disease* (*Journal of the american medical Association*, 22 décembre 1888, p. 865), et *Syphilis in the innocent*, New-York, 1894.

transmise ensuite à leurs mères, aux maris et à d'autres nourrissons.

La syphilis vaccinale atteignit encore 45 enfants à Rivalta (1861).

Cent quarante enfants avaient été vaccinés par une sage-femme à Auray (1865); presque tous devinrent syphilitiques.

Tel est le bilan des principales épidémies de syphilis vaccinale qui attirèrent l'attention à ce moment. Ce sont Rollet (de Lyon) et Viennois, son élève (1859-60), puis Depaul (1864), qui étudièrent complètement la syphilis vaccinale et donnèrent une interprétation satisfaisante des faits. On avait, en effet, décrit jusque-là sous le nom de syphilis vaccinale deux ordres d'éruptions spécifiques, les unes survenant quelques jours après la vaccination, les autres provenant beaucoup plus tardivement et consécutives à une lésion localisée au point d'inoculation, qui elle-même n'avait fait son apparition que deux ou trois semaines après la vaccination. Les auteurs que nous venons de citer démontrèrent que l'inoculation syphilitique provenant de la vaccination se manifeste toujours par un chancre infectant survenu au point même de la piqûre, après une incubation de quinze à vingt-cinq jours, et qu'ensuite la maladie suit la marche habituelle à la syphilis acquise. Si donc il survient une éruption généralisée ou des manifestations spécifiques n'ayant pas les caractères du chancre peu de temps après la vaccination, il est certain que celle-ci ne peut être incriminée et que la syphilis lui est antérieure. La seule remarque à faire à ce propos, c'est que la vaccine semble avoir le privilège de précipiter la venue des manifestations éruptives chez les syphilitiques.

L'observation démontre que la lymphe recueillie chez un vaccinifère syphilitique peut produire : soit la vaccine seule, soit la vaccine puis la syphilis, soit la syphilis seule. Par conséquent les deux infections sont indépendantes l'une de l'autre. On a voulu en conclure, avec Viennois, que la lymphe vaccinale seule ne contient jamais le contage syphilitique et que, pour qu'il y soit enfermé, il faut que du sang soit mélangé à la lymphe. Des faits nombreux établissent d'une façon indubitable que le mélange de sang à la lymphe vaccinale d'un vaccinifère syphilitique rend à peu près fatale l'infection spécifique chez les sujets vaccinés. D'autre part on a assez fréquemment inoculé à des enfants sains de la lymphe vaccinale prise à un vaccinifère reconnu ensuite comme notoirement syphilitique sans avoir eu d'accident à déplorer. Ainsi Montain, de Lyon, en 1848, vaccina, sans leur donner la syphilis, 30 enfants avec de la lymphe fournie par un syphilitique. En 1865-67, à l'hôpital des Enfants-Trouvés de Saint-Pétersbourg, 11 enfants fournirent du vaccin qui servit à vacciner 57 sujets; or il fut reconnu ensuite que les 11 vaccinifères étaient atteints de syphilis héréditaire, et cependant aucun des sujets vaccinés ne fut infecté.

Mais on ne peut incriminer le mélange de sang au vaccin dans tous les cas de syphilis vaccinale, car Depaul, en 1867, disait déjà avoir transmis la syphilis au moyen d'un vaccin recueilli avec toutes les précautions nécessaires pour qu'il ne fût pas mélangé à du sang. D'un autre côté, Cory, directeur de l'Institut vaccinal de Londres, qui partageait les idées de Viennois, s'inocula à plusieurs reprises de la lymphe vaccinale pure, prise à un sujet syphilitique, pour démontrer son innocuité. Les inoculations restèrent bien négatives les deux premières fois, en 1878 et 1879; mais en 1881 la vaccination pratiquée le 6 juillet ne donna pas lieu au développement de vésicules de vaccine, mais bien à deux chancres infectants qui apparurent le 26 juillet. Le 31 août Cory avait de la roséole et des plaques muqueuses. Ces exemples détruisent l'opinion trop exclusive de Viennois et démontrent que la lymphe vaccinale sans mélange de sang peut contenir le contage syphilitique.

Le virus syphilitique peut même être contenu dans le liquide de la vésicule vaccinale huit à dix jours après la vaccination, c'est-à-dire alors que le vaccinifère n'est qu'en état d'incubation de la syphilis; le fait a été indubitablement établi à Lupara et à Rivalta. Il est certain qu'alors le virus spécifique n'est pas fourni par le vaccinifère, mais qu'il a été déposé au point d'inoculation lors de la vaccination et s'est conservé virulent dans la pustule vaccinale.

Enfin il est des cas où l'on a observé une série d'infections syphilitiques vaccinales, sans qu'on ait pu incriminer le vaccinifère indubitablement exempt de toute tare syphilitique. Mais alors, parmi les sujets vaccinés dans la même série, il y avait un syphilitique; son sang avait souillé la lancette, qu'on négligeait d'aseptiser, et avait infecté les personnes qui avaient été vaccinées immédiatement après.

De petites opérations chirurgicales, par suite de la négligence de l'opérateur, ont assez fréquemment eu pour résultat l'inoculation de la syphilis.

C'est ainsi que l'application de ventouses scarifiées, une saignée, une injection hypodermique, l'incision d'un furoncle, l'excision de végétations, une opération de greffe épidermique, une cautérisation au nitrate d'argent, ont été suivies d'un chancre syphilitique.

Les instruments servant à l'exploration des cavités naturelles, spéculum, hystéromètre, laryngoscope, cathéter de la trompe d'Eustache, abaisse-langue, ont pu transporter le contage syphilitique d'un sujet à un autre, de même que le rasoir, le peigne, un couteau à papier qui avait servi à examiner la gorge d'un malade.

La contamination par le rasoir a été fréquemment signalée. Quelques exemples suffiront. M. Cheminade[1] a rapporté le cas d'un employé de commerce qui fut légèrement écorché par le rasoir d'un coiffeur, à la partie latérale du cou, dans la région sus-hyoïdienne droite. Cette coupure fut très longue à cicatriser, ses bords s'indurèrent, les ganglions sous-occipitaux s'engorgèrent et il fallut attendre deux mois la guérison, qui laissa une cicatrice très apparente, longue d'un centimètre et demi environ. Six mois après

1. Cheminade, *Annales de dermatologie*, 1888, p. 535.

le malade fut revu, il portait des plaques muqueuses sur les lèvres, dans la bouche, et sur le voile du palais.

En 1889, M. Lancereaux signalait à l'Académie de médecine (séance du 5 novembre) les dangers que peuvent faire courir certaines opérations pratiquées à l'aide d'instruments malpropres, et il citait à l'appui deux observations d'infection syphilitique qui ne pouvaient être rapportées qu'à la négligence des opérateurs. Le premier cas était consécutif à un cathétérisme de la trompe d'Eustache. L'auteur rappelle à ce propos une petite épidémie de syphilis qui, pendant les années 1864 et 1865, avait eu pour origine des opérations pratiquées sur le nez et les oreilles par un spécialiste qui, sans aucun doute, négligea de nettoyer ses instruments et il insiste sur la nécessité d'aseptiser après chaque examen tous les instruments et plus particulièrement les spéculums, les abaisse-langue, les laryngoscopes, à cause de l'extrême fréquence des plaques muqueuses de la vulve et de la gorge.

Dans le second cas il s'agit d'une dame, qui eut un chancre syphilitique à la gencive supérieure, après s'être fait placer un râtelier à la mâchoire supérieure.

Lancereaux rappelle encore des cas de contamination syphilitique par le rasoir et il indique la possibilité de transmission de la maladie par d'autres instruments de toilette, par un peigne, par exemple, qui vient de servir à un syphilitique atteint d'une éruption spécifique du cuir chevelu.

La littérature médicale renferme quelques autres exemples de ce mode de contagion. Elles ont trait surtout à des infections consécutives à des opérations de chirurgie dentaire, particulièrement à la transplantation des dents.

On a encore signalé un cas de contagion par la canule d'une seringue empruntée (Jullien), par le pinceau métallique d'un appareil électrique (Del Greco).

La possibilité de la transmission de la syphilis par le tatouage a surtout été signalée en Amérique. Maury et Dulles ont observé une petite épidémie produite par un tatoueur syphilitique, qui avait l'habitude de porter à sa bouche les aiguilles dont il se servait. Ces auteurs ont pu retrouver quatorze de ses victimes et pensent que plusieurs cas sont restés ignorés.

Dans un régiment de Portsmouth, F.-R. Barker[1]

1. F.-R. Barker, *Inoculation de la syphilis par le tatouage* (*South-East. Hants. District medical Society*, 11 octobre 1880).

a observé le fait suivant : quinze soldats avaient été tatoués par le même individu qui transmit ainsi la syphilis à onze d'entre eux. Les périodes d'incubation avaient varié de quatre-vingt-sept à treize jours. L'homme qui avait pratiqué ces tatouages mélangeait ses couleurs avec sa salive et mouillait son doigt, qu'il appliquait ensuite sur la partie à tatouer; il mettait aussi les aiguilles dans sa bouche. Il avouait une blennorragie, mais disait n'avoir jamais eu de chancre. Le Dr Barker constata chez lui une ulcération à la commissure gauche des lèvres, des plaques muqueuses dans la bouche et sur le voile du palais, une éruption cuivrée sur le corps et une cicatrice pigmentée sur le gland; il avait des condylomes anaux, de l'alopécie et des adénopathies multiples.

De même Whitehead[1], dans l'Himalaya, a observé toute une série de cas de syphilis consécutifs au tatouage. Le tatoueur avait une grande réputation d'artiste et, dans le premier semestre de 1887, il avait tatoué environ une douzaine de sujets, dont cinq étaient devenus syphilitiques. Or, en novembre 1886, il avait été admis à l'hô-

1. Whitehead, *Notes on an outbreak of Syphilis following tattoing* (*British med. journal*, p. 601, 14 septembre 1889).

pital avec un chancre induré du pénis, lequel avait été suivi d'une roséole; en juillet 1887, il avait des syphilides érosives de la gorge, des gencives et de la langue, de l'alopécie, des syphilides psoriasiformes. Quand il tatouait, il avait l'habitude de laver à l'eau les surfaces qui saignaient, et lorsque l'eau lui manquait, il se servait de sa salive. Pour tous ceux qu'il avait infectés, il s'était servi de sa salive. Il n'y a jamais eu qu'un chancre unique qui s'est montré au premier point inoculé. Les ganglions épitrochléens et axillaires furent toujours le siège d'adénopathies spécifiques.

Fournier a établi que 8 tatoueurs syphilitiques ont suffi à infecter 82 sujets. Il serait réellement nécessaire d'interdire le tatouage dans l'armée et dans la marine, où on a observé plusieurs cas de syphilis qui en étaient la conséquence.

D'autres objets inertes servent aussi d'intermédiaires à la contagion. La communauté des objets usuels est une cause fréquente de dissémination de la syphilis dans les familles. Le linge, les vêtements, ont été souvent incriminés. Plusieurs auteurs ont cité des cas de chancres extra-génitaux paraissant provenir du contact de draps souillés par des syphilitiques. Une jeune fille fut infectée en lavant le linge de son frère syphilitique.

Des pantalons ont pu, dans quelques cas, transporter le contage.

Une jeune fille prit un chancre infectant en chaussant un soulier de rencontre, qui l'avait blessée au pied (Polaillon).

On a encore cité des cas de contagion par l'intermédiaire de chemises ou de robes, de linges de bain, de gants de crin, d'objets de pansement.

D'après Bulkley les water-closets publics et privés, qui sont si souvent incriminés, ne sont presque jamais des sources de contagion. Cependant Fournier considère ce mode de contamination comme incontestable.

Tous les objets qui passent de bouche en bouche sont d'excellents véhicules pour le contage. Botal déplore le sort d'un homme de bien de ses amis, qui fut infecté pour avoir bu dans le verre d'un syphilitique. On a signalé des cas de contamination par des tasses, des gobelets de fontaines Wallace.

Déjà, en 1783, Gruner dénonçait le danger du calice commun où les protestants trempent leurs lèvres les uns après les autres pendant la communion.

La cuiller est un instrument essentiellement dangereux au point de vue de la propagation de la syphilis. L'entourage d'un enfant syphilitique a été bien souvent ainsi contaminé. Inversement un enfant sain peut contracter la syphilis en mangeant à la même cuiller qu'un enfant ou une personne infectés. Rollet signale la contamination d'une dame qui avait l'habitude de s'assurer de la saveur des mets, en les goûtant avec la cuiller dont se servait sa cuisinière.

Hillairet rapporte le cas de grands-parents prenant la syphilis de leur petit-enfant en amorçant son biberon. Dans une autre observation, c'est la bonne qui transmet de la même façon la vérole a l'enfant qui lui est confié. Il existe des cas analogues de contagion par l'intermédiaire des téterelles.

Les pipes, les cigares, sont une cause de danger dont il faut tenir compte. Le cigare peut être infecté par un syphilitique, jeté avant d'être complètement consumé, puis ramassé et fumé par un tiers qui est ainsi contaminé. Il peut encore avoir été pollué pendant sa fabrication par l'opération du roulement qui se fait à La Havane sur la cuisse nue, ou par la salive d'un ouvrier infecté (D. Bulkley). La petite guillotine servant à couper l'extrémité du cigare, a parfois été mouillée récemment par la salive d'un syphilitique, et peut transporter ensuite le contage sur un cigare avec lequel elle est mise en contact (Violet).

Des plumes, des crayons, des coupe-papier peuvent vraisemblablement transmettre la maladie.

On a signalé le danger qu'il y a à boire à la régalade, ou à déboucher une bouteille avec les dents, à cause de l'habitude qu'ont les tonneliers de mâcher les bouchons avant de les introduire dans le goulot.

On a encore incriminé une brosse à dents (Baxter), une dragée (Hardy) passant de bouche en bouche; des jouets d'enfant, des cannes, des lorgnettes passant de main en main. Bulkley cite un fait de transmission de la syphilis par une pièce de monnaie portée à la bouche; il a relevé deux exemples de contamination par le papier-monnaie.

Les faits de contagion professionnelle ne sont pas absolument rares. Les plus connus sont ceux qui ont trait à la syphilis des verriers; ils ont été bien étudiés dans une série de mémoires publiés par Rollet, par Viennois et par Dechaux (1859-1867). Une équipe de souffleurs de verre comprend trois ouvriers qui soufflent successivement dans le même tube : un enfant, « le gamin »; un jeune homme, « le grand garçon », et un adulte, « l'ouvrier ». Il suffit que l'un des trois soit syphilitique pour que le tube commun, d'ailleurs inégal et rugueux à son embouchure, transmette le contage aux deux autres. On a cité également la syphilis des orfèvres transmise par l'intermédiaire du chalumeau; celle des musiciens se servant d'une embouchure infectée; celle des conducteurs de tramway acquise par l'intermédiaire du sifflet (Gross).

Le Dr Bulkley cite le fait de trois fourreurs qui prirent la syphilis au contact d'un fil qu'ils portaient à leur bouche pour le couper; celui d'un fleuriste qui contracta la vérole par l'intermédiaire de ses objets de travail; celui d'un tapissier qui fut infecté par des clous qu'il mit dans sa bouche et qu'un de ses camarades, atteint de plaques muqueuses, avait déjà mis dans la sienne.

D'après le même auteur, les cas de contamination des blanchisseuses par le linge sale sont assez rares et en général d'une authenticité douteuse.

Mais il n'y a pas que les objets inertes qui transportent le contage de la syphilis; des êtres animés, l'homme lui-même, peuvent servir d'intermédiaires à l'infection. Diday, Profeta, ont incriminé des parasites, notamment l'acare de la gale. Dans l'allaitement animal on a vu les mamelons infectés par les lèvres d'un enfant syphilitique transmettre la maladie à un enfant sain. Une nourrice a pu contaminer de même son nourrisson, après avoir accidentellement donné le sein à un enfant malade ; et dans certains cas, malgré le contact immédiat du contage, elle est restée saine.

Des doigts souillés de virus peuvent transporter le contage sur un autre sujet et le lui inoculer par grattage ou par simple attouchement. Les médecins et les sages-femmes doivent toujours avoir présent à l'esprit ce mode de dissémination de la maladie et ne pas oublier de désinfecter soigneusement leurs mains après chaque exploration.

Enfin nous avons vu plus haut la possibilité de la contagion médiate à la suite de rapports sexuels pratiqués avec une personne saine, qui vient d'avoir commerce vénérien avec un sujet syphilitique.

CHAPITRE V

Sources et portes d'entrée du contage.

Quelle que soit la modalité de la contagion, le virus syphilitique provient toujours d'un sujet antérieurement infecté et pénètre un organisme encore indemne de vérole.

Nous devons maintenant étudier d'une part quelles sont les sources de ce contage, et quels sont les liquides de l'économie ou les sécrétions pathologiques qui le renferment; de l'autre, quelles sont les portes d'entrée du contage, et quelle est la façon dont l'agent virulent pénètre l'organisme qu'il va infecter.

Sources du contage. — L'expérimentation et la clinique ont démontré d'une façon certaine que le contage était contenu dans les produits de sécrétion du chancre infectant et de certaines syphilides ainsi que dans le sang des syphilitiques; nous allons passer en revue ces véhicules du contage et étudier ensuite si le virus ne pourrait être également révélé dans d'autres produits de sécrétions physiologiques ou pathologiques.

Le virus syphilitique peut être transmis par le chancre infectant. — L'observation clinique a donné une démonstration certaine de cette proposition grâce à la méthode des confrontations. Bassereau, Clerc et Fournier surtout, ont démontré que si l'on confronte les sujets porteurs de chancre et ensuite d'accidents constitutionnels avec ceux qui leur ont communiqué la syphilis, on trouve très souvent que ceux-ci sont également atteints d'un chancre infectant qui seul a pu transmettre la maladie.

D'autre part l'expérimentation a démontré que l'exsudat et le tissu même du chancre infectant étaient inoculables à des sujets indemnes de syphilis et donnaient lieu à un chancre spécifique se développant au point d'inoculation. Voici un tableau, emprunté à Jullien, qui indique treize de ces inoculations[1].

1. Nous ferons remarquer que si on ne saurait trop condamner les expérimentateurs, qui se sont crus autorisés par le seul intérêt de la science à transmettre la syphilis à des sujets sains, il est bon de rappeler qu'il en est d'autres qui n'ont pas hésité à pratiquer l'inoculation sur eux-mêmes, et à éclaircir ainsi à leurs dépens un des problèmes les plus intéressants de la syphiligraphie.

Noms des inoculateurs.	Temps écoulé entre l'inoculation et l'apparition du chancre.	Temps écoulé entre l'apparition du chancre et celle des accidents consécutifs.
—	—	—
	Jours.	Jours.
1. Rinecker (1852)............	24	51 à 60
2. Rollet (1856)...............	18	
3. Gibert (1850)..............	25	
4. Anonyme du Palatinat (1856).		26 à 107
5. Danielssen (1858)..........	14	70
6. Baerensprung (1859).......	27	64
7. Belhomme (1859)..........	35	
8. Hébra et Rosner (1861).....	22	51
9. Lindwurm (1861)..........	15	18
10 et 11. Lindwurm (1861)..... (Deux inoculations sur le même malade à 2 jours d'intervalle.)	19 et 24	45
12 et 13. Puche (1862)......... (Deux inoculations sur le même malade à 22 jours d'intervalle.)	39 et 17	33
Moyennes............	24	48

Le virus syphilitique peut être transmis par les accidents secondaires, principalement ceux dont la surface est excoriée et humide. Cette opinion a paru tout d'abord en contradiction flagrante avec les résultats obtenus expérimentalement par Hunter et par Ricord. Ces observateurs déclaraient qu'ils inoculaient avec succès le chancre au sujet qui en était atteint, tandis que les inoculations d'accidents secondaires faites dans les mêmes conditions restaient négatives. Mais lorsqu'on lit attentivement leurs observations, on voit que les inoculations de chancres donnaient déjà un résultat positif au bout de quarante-huit heures et qu'il s'agissait non de chancres syphilitiques, mais de chancres simples; les inoculations d'exsudat de syphilides secondaires, pratiquées sur le sujet même qui en était porteur, ne donnant pas de résultat, ils en concluaient que ces lésions n'étaient pas contagieuses.

Mais Wallace (1835), Colles (1844), Auzias Turenne (1855), Langlebert, Rollet (1856) et Fournier accumulèrent les faits prouvant la transmission de la syphilis par des accidents secondaires et finirent par triompher, au point que Ricord lui-même se rendit à leurs arguments (31 mai 1859).

Les inoculations expérimentales n'avaient pas été moins démonstratives, à en juger par le tableau suivant emprunté à Jullien :

Noms des inoculateurs.	Temps écoulé entre l'inoculation et l'apparition du chancre.	Temps écoulé entre l'apparition du chancre et celle des accidents consécutifs.
—	—	—
	Jours.	Jours.
1. Wallace (1835)	23	47
2 et 3. Wallace	30	35
(Deux inoculations à 2 jours d'intervalle.)		
4. Wallace..................	30	42

5. Hebra et Rosner...........	16	60
6. Waller (1850)..............	25	27
7. Lindmann (1851)..........	10	72
8. Anonyme du Palatinat (1856).	15 à 42	26 à 107
9. Gibert (1859)..............	17	28
10. Gibert....................	25	12
11. Galligo (1859).............	16	
12. Guyenot...................	28	54
13. Bœrensprung (1859)........	30	
14. Auzias Turenne...........	18	55
15. Lindwurm (1860)..........	21	
Moyennes............	22	45

Toutes ces inoculations avaient été faites avec le liquide recueilli à la surface de plaques muqueuses.

Quelques inoculations pratiquées avec le pus de syphilides pustuleuses ont eu un égal succès, bien que la nature de ces accidents dénote en général une syphilis plus ancienne.

Noms des inoculateurs.	Temps écoulé entre l'inoculation et l'apparition du chancre.	Temps écoulé entre l'apparition du chancre et celle des accidents consécutifs.
—	— Jours.	— Jours.
1. Wallace (1835).........	29	37
2. Wallace................	28	27
3. Vidal (1849)...........	35	135
4. Rinecker[1] (1852).......	28	130
Moyennes..........	30	82

1. Cette inoculation fut pratiquée avec du pus de syphilide pustuleuse congénitale.

On a souvent signalé des faits de transmission de la syphilis, dans lesquels il a été impossible de retrouver trace d'accident spécifique chez le sujet qui avait donné la maladie, bien qu'il fût indubitablement syphilitique (Landouzy, Hardy, Mauriac). On s'est demandé quel était le véhicule du contage dans ces cas, où on ne pouvait incriminer la syphilis conceptionnelle ; était-ce le sang, était-ce le sperme? Fournier proteste contre la doctrine de la contagion sans lésion. Il est plus probable qu'il y a toujours lésion, mais minime et méconnue. D'ailleurs l'examen de contrôle ne peut guère être pratiqué que trois semaines ou un mois après le moment de la contamination et pendant ce temps une syphilide érosive légère peut aisément disparaître sans laisser de trace.

Les manifestations tardives de la syphilis ne transmettent la maladie qu'exceptionnellement. — Il n'y a pas très longtemps encore, la non-contagiosité des accidents tertiaires était considérée comme un dogme. Quelques très rares inoculations confirmaient cette opinion : Tanturri (de Naples), en 1865, avait inoculé sans succès à une femme saine le produit d'une énorme gomme sous-cutanée. En 1871, Profeta fit une inoculation négative avec la sécrétion d'un tubercule syphilitique. Cependant, à plusieurs reprises, on constata que des accidents, survenus un grand nombre d'années après le chancre infectant, pourvu qu'ils prissent l'aspect des syphilides secondaires, c'est-à-dire qu'ils fussent légèrement excoriés et humides, pouvaient transmettre la syphilis. Actuellement il n'est guère d'auteur qui ne reconnaisse le danger des plaques muqueuses buccales qui peuvent se reproduire 4, 6, 8 ans et plus après le début de la syphilis.

Quant à la contagiosité des accidents tertiaires proprement dits, gomme ou tubercule, elle est évidemment beaucoup moins nette. Cependant, parmi les deux observations de Landouzy, qui suivent, l'une a trait à un fait de transmission de la syphilis par une lésion gommeuse.

M. Landouzy a rapporté au Congrès de dermatologie de Paris, en 1889, deux cas de contagion syphilitique à la période tertiaire. Dans le premier cas il s'agissait d'un syphilitique qui, depuis cinq ans et demi, date de l'accident primitif, n'eut jamais aucune manifestation et qui, en cet état, sans lésion appréciable, communiqua la syphilis à sa femme ; l'infection s'annonça par un chancre vulvaire. Le second cas a trait à un malade atteint d'une gomme de la verge, qui transmit également la syphilis à sa femme.

A la suite de cette communication, Fournier déclara avoir vu un fait analogue; un jeune homme qui avait contracté la syphilis quinze ans auparavant, se traita, guérit et se maria. Après son mariage il eut une glossite scléreuse avec petites érosions linguales et infecta sa femme qui eut un chancre syphilitique de la lèvre inférieure.

Mauriac[1] a relaté le cas d'un mari atteint de syphilis bénigne et bien traitée, mais ayant de temps à autre sur les bourses de petites érosions herpétiformes presque insignifiantes et sans caractère spécifique bien net, qui donna des chancres indurés du périnée à sa femme quatre ans et neuf mois après le début de sa syphilis.

Feulard (*Congrès de derm. et de syph.*, Londres, 1896) a réuni 22 observations de syphilis restées contagieuses plus de 4 ans après l'apparition du chancre, 17 fois sur 22 les contagions s'étaient produites dans les 10 premières années, d'autant plus nombreuses que les sujets étaient moins avancés dans leur syphilis. Dans les autres cas la transmission de la maladie s'était faite 14, 17, 18 et 20 ans après le chancre.

Les accidents ayant produit la contagion étaient

1. Mauriac, *Soc. franç. de dermat.*, séance du 10 juil. 1890.

le plus souvent des érosions d'aspect secondaire ou même sans caractère de spécificité bien net; dans 3 cas seulement c'étaient des manifestations tertiaires (gomme, syphilide tertiaire chancriforme, glossite tertiaire).

Ces syphilis restées si longtemps contagieuses avaient été pour la plupart bien traitées et presque toutes bénignes, bien que dans la moitié des cas les lésions légères fussent incessamment récidivantes. Malgré leur âge, ces syphilis anciennes ont souvent donné naissance à des syphilis graves, preuve certaine que le virus ne s'affaiblit pas fatalement avec le temps.

On voit que si la durée de la contagion syphilitique dans l'immense majorité de cas ne dépasse pas la 3e ou 4e année, elle peut exceptionnellement s'étendre bien au delà, sans qu'on puisse établir de limite absolue. Dans ces dernières années, non seulement les inoculations aux animaux réceptifs ont démontré la présence du contage dans le chancre infectant, dans les ganglions lymphatiques correspondant et dans les manifestations cutanées et muqueuses de la période secondaire de la syphilis; mais encore elles ont prouvé que les accidents tertiaires et notamment les gommes contenaient également, en petite quantité il est vrai, le virus spécifique et que leur inoculation provoquait dans quelques cas la maladie chez le singe.

Le sang des syphilitiques peut transmettre la syphilis. — L'inoculabilité du sang du syphilitique a été démontrée expérimentalement malgré les insuccès de Thiry et de Lalagade :

Noms des inoculateurs.	Temps écoulé entre l'inoculation et l'apparition du chancre.	Temps écoulé entre l'apparition du chancre et celle des accidents consécutifs.
—	— jours.	— jours.
1. Waller (1850)	34	31
2. Anonyme du Palatinat (1855).	15 à 42	26 à 107
3. Gibert (1859)	35	
4. Pellizari (1860)	25	32
5. Lindwurm (1861)	28	
Moyennes	30	44

Mauriac dit avoir vu une simple fissure saignante chez un sujet au quatrième mois de la syphilis, mais ne présentant aucune lésion spécifique, transmettre indubitablement la syphilis. Les inoculations de Hoffmann à des singes ont bien confirmé cette notion de la virulence du sang dans les premiers mois de la syphilis. La présence du spirochète spécifique est cependant loin d'être constante dans le sang du syphilitique, même au début de la maladie, comme l'ont montré les inoculations négatives d'autres expérimentateurs.

Il est probable que ce pouvoir contagieux du sang ne persiste pas au delà de la période secondaire. C'est du moins ce que semblent démontrer les expériences de Diday qui, en 1848, dans un but thérapeutique, inocula sans résultat du sang de syphilitique à la période tertiaire à 16 sujets atteints de chancres dont la plupart n'étaient pas syphilitiques.

Le *sperme* du syphilitique était considéré comme virulent par tous les anciens syphiligraphes; mais les expériences de Mireur (1876) semblaient prouver que le sperme n'est pas inoculable.

Si l'on accepte cependant que l'hérédité paternelle puisse jouer un rôle dans la transmission de la syphilis, il faut bien admettre la virulence du sperme. D'ailleurs, M. Rochon [1] a cité des observations de contagion de la syphilis par le sperme; il admet que ce liquide peut contenir le contage syphilitique par suite de deux processus différents : dans un cas les canaux vecteurs ou éjaculateurs sont le siège de manifestations spé-

1. Rochon, *De la virulence du sperme dans la syphilis secondaire* (*Médecine moderne*, 11 avril 1896).

cifiques pouvant souiller le sperme ; dans l'autre, pendant toute la période secondaire, le sperme peut être mêlé accidentellement à du sang et devenir ainsi inoculable. Les deux résultats positifs obtenus par Finger et Landsteiner, en inoculant du sperme de syphilitique à des singes, permettent de conclure que parfois le sperme contient le virus syphilitique.

Le *lait* d'une nourrice syphilitique a longtemps passé pour pouvoir donner la maladie à l'enfant qui l'absorbait. Bien que la question soit encore discutée par quelques auteurs, il semble bien démontré par un grand nombre d'observations cliniques qu'un enfant sain peut être impunément allaité par une syphilitique pendant plusieurs semaines à la condition qu'il ne se produise pas de manifestations spécifique au niveau des mamelons et que toutes les autres causes de contagion soient écartées. Les faits de Pellizzari sont particulièrement probants : après avoir constaté chez six nourrices syphilitiques que leurs mamelons étaient restés sains, il leur permit de continuer à allaiter leurs nourrissons indemnes de syphilis, en leur indiquant les précautions qu'elles devaient prendre pour ne pas contaminer ces enfants. Un seul de ces six enfants devint syphilitique ; encore eut-il un chancre du sourcil, parce que sa nourrice, l'ayant gardé une nuit dans son lit, avait souillé son visage de salive infectée par des plaques muqueuses de la bouche.

D'un autre côté l'inoculation du lait de syphilitique à l'homme reste sans résultat, soit qu'il y ait simple contact au niveau de la peau dénudée, soit qu'il y ait piqûre ou même injection sous-cutanée; les expériences de Padova et de Profeta l'ont bien démontré. Des inoculations faites par Finger et Landsteiner à deux singes avec du lait provenant de femmes syphilitiques sont restées également sans résultat.

La *salive* des syphilitiques qui n'ont aucune lésion buccale donne des inoculations négatives aussi bien à la période secondaire qu'à la période tertiaire (Profeta). Il en est de même des larmes.

Le tréponème a été observé dans l'urine chez des syphilitiques secondaires atteints pour la plupart de lésions rénales avec albuminurie.

Pour ce qui est des produits de sécrétion pathologique on discute encore sur leur virulence, lorsqu'ils ne sont pas mêlés à un exsudat spécifique. A propos du *vaccin* nous avons vu plus haut que les cas de Depaul, de Cori, semblaient bien démontrer que la lymphe vaccinale prise chez un syphilitique pouvait donner la maladie, alors qu'elle était absolument pure, sans mélange avec du sang.

L'innocuité du pus développé accidentellement chez un syphilitique et à l'abri de toute contamination par le sang ou l'exsudat des syphilides, semble démontrée par les faits de Clerc, de Rollet, de Basset et de Bidenkap. Cependant plusieurs auteurs anglais admettent que l'exsudation d'une muqueuse atteinte d'inflammation simple chez un syphilitique peut être virulente.

Toujours est-il que le jetage du coryza des enfants hérédo-syphilitiques paraît bien renfermer le contage (faits de Chambrely et de H. Roger); il est vrai qu'il est à peu près certain que, dans ces cas, la muqueuse nasale est le siège de lésions spécifiques. Les lésions superficielles de l'hérédo-syphilis, ainsi que celles des organes profonds, sont très riches en tréponèmes pâles. Elles peuvent, comme le mucus de coryza hérédo-syphilitique, transmettre la vérole aux singes sensibles (Neisser).

Portes d'entrée du contage. — Aucune observation n'autorise à affirmer que le contage syphilitique placé sur une peau ou une muqueuse saine puisse y déterminer une excoriation inflammatoire et infecter ainsi l'organisme. Au contraire la couche cornée de l'épiderme et l'épithélium pavimenteux des muqueuses semblent opposer une barrière suffisante au virus, lorsqu'ils conservent leur intégrité absolue. Les recherches expérimentales les plus récentes ont confirmé cette notion.

Mais la plus petite solution de continuité, la plus légère excoriation, la plus mince fissure ouvrent les voies à l'infection. C'est ainsi que les gerçures des lèvres, des mamelons, des doigts, les excoriations des organes génitaux produites par la balanite, la vulvite, l'herpès, l'eczéma, les coupures de rasoir, les déchirures pendant le coït, sont les portes d'entrée les plus habituelles du contage. Ce rôle des moindres effractions est indéniable; on rappelle toujours à ce propos l'exemple classique du malade de Laillier, qui, soumis au traitement de la gale le matin, s'inocula le soir même dix-neuf chancres syphilitiques du pénis correspondant exactement à autant de sillons qui avaient été ouverts quelques heures auparavant par « la frotte ».

Il n'est pas indispensable que le contact avec le virus soit long, pour que l'infection se produise. Un médecin porteur d'une excoriation au doigt s'aperçut en examinant un malade qu'il venait de toucher un chancre syphilitique, il eut beau se laver les mains immédiatement avec le plus grand soin, il était déjà contaminé (Jullien).

Pour démontrer combien la lésion dont procède la contamination peut être légère et doit pour ainsi dire fatalement passer inaperçue, Fournier cite l'observation d'un médecin distingué qui contracta la syphilis dans l'exercice de son art et contagionna sa femme, bien qu'il s'observât avec un soin méticuleux. Voici comment ce médecin rapporte lui-même les faits dans une lettre : « Un matin de l'année dernière, je fus épouvanté de constater à mon réveil, sur la rainure du gland, une petite tache à peine apparente, de la largeur d'une lentille, sèche dans presque toute son étendue, et seulement excoriée à son centre dans une surface comparable à une tête d'épingle. Je fus épouvanté parce que, dans la nuit même qui précéda cette découverte, j'avais eu un rapport avec ma femme. Et cependant je m'étais examiné, comme de coutume, la veille au soir... Or, ce fut cette misérable tache, cet insignifiant bobo, qui contagionna très certainement ma pauvre femme. Car, dans le délai classique, c'est-à-dire trois semaines plus tard, elle commençait à sentir un bouton à la vulve et ce bouton devint un chancre... Que mon exemple ne soit pas perdu! Profitez-en, vous, cher ami, qui vous occupez d'études spéciales, pour bien dire à ceux qui vous écoutent comment peut se produire la contagion dans le mariage, pour les convaincre que cette contagion peut s'exercer par la lésion la plus légère, la plus inoffensive, assez inoffensive, assez légère, pour avoir pu tromper l'œil défiant d'un mari honnête homme et d'un praticien attentif et prévenu. »

Expérimentalement l'inoculation du virus syphilitique dans le tissu cellulaire sous-cutané, dans le péritoine, dans une veine, dans les viscères (sauf le testicule) reste sans effet chez le singe. L'inoculation dans la cornée et la chambre antérieure de l'œil du lapin donne des résultats positifs.

CHAPITRE VI

Nature du contage.

La théorie parasitaire du contage syphilitique, qui est actuellement la seule admissible, date de longtemps. Paracelse croyait déjà à un miasme vénérien. Fernel admettait un virus syphilitique comparable à celui de la rage, et Boerhave, Van Swieten, Hunter, Ricord se ralliaient à son opinion.

En 1837 Donné déclarait avoir observé dans les sécrétions de lésions syphilitiques ulcéreuses du pénis, de la vulve et du pied, un micro-organisme se rapprochant des vibrions ou des spirilles, que Müller a dénommé : *Vibrio lineola*. Donné déclara d'abord qu'il pensait que ce micro-organisme était bien l'agent pathogène de la syphilis. Mais en 1844 il émit lui-même des doutes sur le caractère spécifique du *Vibrio lineola*. Cependant, d'après Levaditi, « si l'on tient compte des moyens d'investigation dont on disposait à cette époque et si l'on compare le micro-organisme de Donné aux diverses espèces de spirochètes connues, on est porté à croire que, très vraisemblablement, le *Vibrio lineola* n'était autre que le *Spirochœta refringens* de Schaudinn ».

Il n'y a guère lieu de s'arrêter à discuter la nature du *Coniothecium syphiliticum* de Hallier, des granulations brillantes que Lostorfer (1871) décrivit dans le sang.

En 1878-79 Klebs[1] donnait la description d'une hélicomonade qu'il pensait être le parasite de la syphilis. Il avait constaté dans le liquide du chancre syphilitique des granulations à mouvements rapides et de courts bâtonnets; il les cultiva et les inocula à un singe, sur lequel se développèrent des lésions, dont nous parlerons plus loin à propos de l'inoculation expérimentale de la syphilis chez les animaux. Il inocula ensuite à une guenon un fragment de chancre induré; cette inoculation fut suvie d'accidents intéressants sur lesquels nous reviendrons, et le sang de cette guenon donna des cultures de corps

1. Klebs, *Arch. f. exper. pathol.*, t. X, p. 161, 1879.

allongés et spiralés, réunis en groupes à disposition rayonnée; ce sont là les hélicomonades de Klebs.

Dans la suite, des micrococques furent trouvés à la surface du chancre syphilitique par J. Bergmann (1880), dans le sang et à la surface des plaques muqueuses par Aufrecht (1881). Les « bactéries syphilitiques » isolées par Martineau et Hammonic et inoculées à des porcs (voir p. 81) ne paraissent pas avoir plus de spécificité que les organismes précédents.

Dans toutes ces recherches expérimentales et dans quelques autres, qui leur succédèrent, la technique employée était tellement insuffisante, qu'on ne peut prendre en considération les résultats obtenus.

A la fin de l'année 1884, à la Société império-royale des médecins de Vienne, Lustgarten avait fait une communication provisoire sur un microbe qu'il avait observé dans les produits syphilitiques et qu'il considérait comme spécifique de la maladie. Il a complété cette première communication à la fin de mars 1885. Il a constamment trouvé dans les produits syphilitiques des microbes spéciaux, qui par leurs propriétés morphologiques et leurs réactions colorantes se rapprochent surtout des bacilles de la tuberculose et de la lèpre.

Voici la technique qu'il employait pour colorer ces microbes. La pièce étant durcie dans l'alcool absolu pendant douze ou vingt-quatre heures, on en fait des coupes minces qu'on place pendant deux heures dans la solution d'Ehrlich[1] au violet de gentiane à la température de 40°.

Pour décolorer chaque coupe on la lave à l'alcool absolu pendant plusieurs minutes et on la place pendant dix secondes environ dans un bain de permanganate de potasse à 1,5 p. 100. Dès qu'on a plongé la coupe dans ce bain il se forme un précipité brun, floconneux de peroxyde de manganèse.

On lave alors la coupe dans l'acide sulfureux en solution aqueuse concentrée et fraîche, où elle se débarrasse presque immédiatement du peroxyde de manganèse. A ce moment la préparation, déjà décolorée par places, est encore vivement colorée sur d'autres points. On lave la coupe dans l'eau et on recommence à la décolorer par l'action du permanganate de potasse, puis de

1. Solution alcoolique saturée de violet de gentiane .... 11 parties
Eau d'aniline .... 70 —

l'acide sulfureux, en ayant soin de ne la laisser que trois ou quatre secondes dans le premier liquide, puis on lave à l'eau. On répète cette manœuvre plusieurs fois (en général trois ou quatre fois) jusqu'à ce que la préparation paraisse incolore, on la déshydrate par l'alcool absolu, on l'éclaircit par l'essence de girofle et on la monte au baume de Canada.

Contrairement aux bacilles de la tuberculose et de la lèpre, ces bacilles sont très vite décolorés par l'action de l'acide nitrique ou chlorhydrique.

Ces microorganismes ont la forme de bâtonnets droits ou courbes, dont l'épaisseur est de 0,25 à 0,30 μ, et dont la longueur est de 3,5 à 4,5 μ (variant parfois de 2,3 μ à 7 μ).

A un faible grossissement, leurs contours paraissent réguliers et lisses et leurs extrémités sont parfois légèrement renflées.

Ces contours semblent irréguliers, entaillés à un plus fort grossissement et l'intérieur des bacilles présente des spores qui forment des taches brillantes au nombre de deux ou de quatre à égale distance les unes des autres, dans chaque bacille.

Ces bacilles ne sont jamais libres, on les voit toujours inclus dans des cellules migratrices, aux limites de la zone d'infiltration embryonnaire et parfois au milieu des cellules épithéliales à prolongement épineux de la couche de Malpighi.

L'auteur a constamment retrouvé ces bacilles dans les coupes de produits syphilitiques; ils faisaient défaut dans deux cas de chancres mous. Il se croit donc en droit de conclure qu'il y a grande vraisemblance que ces bacilles jouent un rôle important dans l'étiologie de la syphilis. Il n'a pu parvenir à cultiver ce microbe.

Vers le milieu d'avril Lustgarten déclarait à nouveau que le bacille découvert par lui avait été trouvé dans 12 cas de syphilis examinés dans le laboratoire de Kaposi; et Zeissl disait l'avoir rencontré dans un chancre infectant. Peu de temps après, Doutrelepont (de Bonn) et Schultz, Babès, Giacomi, retrouvèrent ces bacilles dans les mêmes conditions.

Au mois d'août, Alvarès et Tavel[1], à la suite de recherches faites au laboratoire de Cornil, établirent que l'on trouve, dans les sécrétions normales des organes génitaux externes et dans le smegma preputialis, un bacille présentant tous les caractères de coloration, de forme, et de

1. *Académie de Médecine*, Séance du 4 août 1885.

dimensions du bacille de la syphilis de Lustgarten. Ces auteurs n'avaient pu non plus cultiver le bacille observé par eux. Ils ne l'avaient pas trouvé dans des coupes d'un chancre induré.

Les constatations ultérieures n'ont fait que confirmer l'identité du bacille de Lustgarten et de celui du smegma.

En 1885 Kœbner[1] faisait remarquer que s'il avait constaté le bacille de Lustgarten fréquemment dans les exsudats de syphilides, beaucoup plus rarement dans les coupes de chancres indurés, il ne l'avait jamais trouvé dans les sécrétions ou les tissus des plaques muqueuses de la bouche, pas plus que dans le sang ou le pus du rupia d'un syphilitique. Or les syphilides érosives de la bouche, dont on connaît le caractère éminemment contagieux, devraient certainement renfermer le bacille de Lustgarten, s'il était réellement l'agent pathogène de la syphilis.

Enfin Sabouraud[2] a appliqué la méthode de coloration de Lustgarten à des coupes de 51 pièces de lésions syphilitiques (chancres indurés, papules, plaques muqueuses, ulcérations, gommes, syphilides serpigineuses tertiaires) et n'a jamais

1. Kœbner, *Soc. de méd. int. de Berlin*, 2 novembre 1885.
2. Sabouraud, *Ann. de l'Instit. Pasteur*, 1892.

obtenu un seul résultat positif. Il en conclut qu'en tenant pour exacte la découverte de Lustgarten, on ne peut, à l'aide des procédés indiqués par lui, reproduire à volonté les résultats qu'il a obtenus; et que, par suite, une méthode sûre pour déceler le microbe qu'il a décrit reste encore à découvrir.

Joseph et Piorkowsky[1], en ensemençant sur du placenta du liquide spermatique ou du sang provenant de syphilitiques, ont obtenu des cultures pures d'un bacille ayant des analogies avec le bacille pseudo-diphtérique. L'expérimentation sur l'homme avec ce bacille n'a donné que des résultats négatifs.

Van Niessen[2] a isolé du sang de syphilitiques un microbe très voisin du bacille pseudo-diphtérique, qu'il considérait comme l'agent spécifique de la vérole et avec lequel il prétendait reproduire des accidents syphilitiques chez le singe et le porc. Mais Neisser a inoculé sans résultat des cultures de Van Niessen à diverses espèces de singes sensibles au virus syphilitique.

D'autres auteurs, se basant sur les ressemblances qui existent entre la syphilis et la dou-

1. Joseph et Piorkowsky, *Berlin. klin. Woch.*, 1902.
2. Van Niessen, *Wien. mediz. Woch.*, 1906.

rine, maladie des organes génitaux du cheval due à un trypanosome, recherchèrent si la vérole n'était pas également provoquée par des protozoaires.

Schüller et Siegel ont décrit l'un et l'autre dans les produits syphilitiques un protozoaire qu'ils considèrent comme spécifique de la maladie. Ces protozoaires ne paraissent avoir aucun rapport avec la syphilis, mais les recherches de contrôle faites à propos du protozoaire de Siegel, dénommé par lui *Cytorrhyctes luis*, ont conduit Schaudinn à découvrir le véritable microbe de la syphilis.

Entre temps quelques savants (Klingmueller et Baermann, Metchnikoff et Roux) avaient établi en 1904, par l'expérimentation, que le virus syphilitique ne traverse pas les bougies Berkefeld et que, par conséquent, il ne peut être rangé parmi les microorganismes dits invisibles.

Au commencement de l'année 1905, à Berlin, une commission de médecins et de naturalistes, parmi lesquels se trouvaient Schaudinn et Hoffmann, fut chargée de contrôler la valeur des recherches de Siegel à propos du *Cytorrhyctes luis*.

Le 3 mars 1905 Schaudinn fut frappé de l'existence dans le suc frais d'une papule syphilitique d'un très petit spirochète mobile et extrêmement difficile à étudier. Schaudinn communiqua sa découverte à Hoffmann et dès lors les deux savants entreprirent en collaboration leurs recherches ultérieures sur la présence de ce spirochète dans les lésions syphilitiques.

Dans un premier travail[1], publié le 10 avril 1905, ces auteurs signalaient une série d'examens de lésions syphilitiques dans lesquelles ils avaient trouvé deux espèces de spirochètes : 1° *Spirochœta pallida*, peu réfringent, se colorant difficilement (après un séjour de vingt-quatre heures dans le Giemsa) extrêmement mince, à ondulations régulières et très serrées, se rencontrant exclusivement dans la profondeur des manifestations syphilitiques primaires et secondaires et dans l'intimité des ganglions lymphatiques satellites du chancre. — 2° *Spirochœta refringens*, plus réfringent, plus facile à colorer, sensiblement plus gros, à spires beaucoup moins nombreuses et moins serrées, se trouvant non seulement à la superficie des manifestations syphilitiques, mais aussi au niveau de lésions banales comme les

1. Schaudinn et Hoffmann, *Arbeiten aus dem Kais. Gesundheits.*, 1905, t. XXII, fasc. II, p. 527.

condylomes ou les papillomes non syphilitiques.

Peu après, dans un second mémoire[1] Schaudinn et Hoffmann, pour montrer que leur spirochète ne peut être un agent d'infection secondaire provenant du dehors, indiquent sa présence exclusive dans huit ganglions syphilitiques, dont le suc fut examiné après ponction ou extirpation de la glande.

Au mois de mai de la même année, Metchnikoff et Roux[2] signalaient la présence du parasite de Schaudinn dans les lésions cutanées de macaques et de chimpanzés syphilisés.

En mai 1905 également, Buschke et Fischer[3] et Levaditi[4] constataient la présence du *Spirochœta pallida* dans les organes internes de nouveau-nés hérédo-syphilitiques, notamment dans le foie et la rate.

Ces constatations ont été depuis confirmées par d'innombrables recherches, qui ont démontré la présence du parasite de Schaudinn dans les diverses lésions de la syphilis.

On peut objecter que personne n'a encore

1. Schaudinn et Hoffmann, *Deutsch. med. Woch.*, 1905, n° 18.
2. Metchnikoff et Roux, *Bull. Acad. méd.*, t. LIII, p. 468.
3. Burchke et Fischer, *Deutsch. mediz. Woch.*, 1905, n° 20.
4. Levaditi, *Presse médicale*, 1905, n° 43.

obtenu des cultures pures du *Spirochœta pallida* et n'a pu, par suite, prouver sa spécificité en reproduisant la syphilis sur les animaux sensibles par simple inoculation du microbe. Mais la présence régulière de ce spirochète dans les manifestations de la syphilis humaine et de la syphilis expérimentale des animaux réceptifs, son absence dans toute lésion non syphilitique, paraissent des preuves suffisantes pour admettre que le spirochète de Schaudinn est bien l'agent pathogène de la vérole. On admet d'ailleurs sans conteste la spécifité du bacille de la lèpre, de l'hématozoaire du paludisme, des trypanosomes, des spirochètes pathogènes, sans qu'il ait été possible jusqu'ici de cultiver ces parasites.

Les études qu'a faites Schaudinn sur la morphologie de son parasite l'ont conduit par la suite à le différencier des spirochètes et à substituer la dénomination de *Treponema pallidum* à celle de *Spirochœta pallida*.

Inoculations du contage syphilitique. — Si le contage syphilitique n'est isolé que depuis peu, il a été depuis longtemps transmis expérimentalement à l'homme. Nous avons vu plus haut les résultats positifs constants obtenus par l'inoculation de l'exsudat des lésions syphilitiques primitives et secondaires chez des sujets qui n'avaient pas déjà subi une première atteinte de la maladie.

Il nous reste à passer en revue les tentatives d'inoculation de la syphilis pratiquées sur les animaux.

Pendant longtemps on a admis sans conteste l'opinion de Hunter et de Ricord, niant la possibilité d'inoculer la syphilis aux animaux et en faisant une maladie spéciale à l'espèce humaine. Toutes les tentatives d'inoculation expérimentale aux animaux restaient négatives et démontraient que leur réceptivité vis-à-vis de cette maladie était absolument nulle.

Cependant, dès l'année 1844, Auzias Turenne[1] avait déclaré que, dans une série d'expériences sur les animaux, il avait obtenu des résultats positifs; mais il fut démontré dans la suite que le pus qu'il avait inoculé aux animaux était inoculable au malade lui-même et qu'il ne s'agissait en réalité que de chancre simple. Après de nouvelles recherches, en 1865 il communiquait à l'Académie de médecine un résumé de ses expériences qui avaient eu pour résultat l'inoculation positive de

1. Auzias Turenne, *La syphilisation*, 1878.

la sécrétion de plaques muqueuses syphilitiques au niveau de l'oreille d'un chat.

Cette communication eut un assez grand retentissement et provoqua de nouvelles tentatives qui ne furent pas plus couronnées de succès que les premières. Les inoculations au chat, au chien, au porc, au lapin, au cobaye restèrent sans résultat. Cependant, en 1864, Viennois disait qu'un chat de l'hôpital du Midi, qui léchait les pièces de pansement des syphilitiques, avait eu des ulcérations de la muqueuse buccale et présentait à l'autopsie des lésions osseuses multiples. Legros, en 1867, prétendit avoir donné la syphilis à un cobaye, et Massenger Brodley, en 1871, dit avoir déterminé des accidents manifestement syphilitiques chez un chat et chez un cochon d'Inde. Carenzi (de Turin) obtint des papules chez une génisse inoculée avec du pus, qui provenait très vraisemblablement d'un chancre simple.

Dans ces dernières années les recherches expérimentales sur ce sujet se sont multipliées. En 1878 et en 1879 Klebs publia deux expériences d'inoculation de la syphilis au singe, dont la seconde seule présente de l'intérêt.

La première expérience de Klebs consista à inoculer à un singe des champignons obtenus par la culture de l'exsudat d'un chancre infectant. L'animal eut un abcès au point d'inoculation, puis une ulcération sanieuse à la gencive supérieure. Il fut sacrifié sept semaines après l'inoculation. On lui trouva seulement des foyers caséeux dans les poumons et dans la cavité crânienne.

La guenon qui servit à la seconde expérience fut inoculée avec un fragment de chancre syphilitique sous la peau, en deux points. Les plaies d'inoculation guérirent en quelques jours et pendant six semaines il n'y eut rien d'anormal, sauf une tuméfaction légère des ganglions inguinaux. Mais à ce moment l'animal eut de la fièvre, de la diarrhée, et il parut à la face une éruption de taches bleuâtres qui se changèrent les jours suivants en papules; l'éruption se montra aussi sur la muqueuse des lèvres. Au bout de quelques mois, l'animal, qui s'était cachectisé et toussait beaucoup, mourut et on trouva à l'autopsie des ganglions inguinaux et axillaires tuméfiés et indurés, des adénopathies caséeuses intra-thoraciques, des poumons partiellement hépatisés, des adhérences pleurales et des dépôts nodulaires dans les reins. Des hyperostoses poreuses et creusées de larges lacunes se voyaient au niveau des arcades orbitaires, sur le frontal, le vomer, l'unguis et l'apophyse montante du maxillaire supérieur.

C'est là certainement le premier fait qui plaide avec quelque vraisemblance en faveur de l'inoculabilité de la syphilis au singe. Pour que le tableau clinique de la syphilis fût complet, il manque, il est vrai, l'accident primitif, qui semble avoir fait absolument défaut.

Martineau et Hamonic[1] pensaient avoir obtenu de véritables syphilides papuleuses ou papulo-squameuses chez deux porcs, en inoculant à l'un du bouillon dans lequel avait macéré un chancre induré, à l'autre le pus même d'un chancre infectant. Les bactéries qu'ils avaient obtenues dans le bouillon de la première expérience et qu'ils avaient dénommées bactéries syphilitiques, avaient des variétés d'aspect très nombreuses, ce qui n'a rien de surprenant étant donnée la quantité de microbes différents qui doivent se trouver à la surface d'un chancre infectant et qui, par conséquent, peuvent avoir cultivé dans le bouillon ainsi ensemencé. Depuis lors, de nombreux expérimentateurs (Adrian, Hügel et Holzhauser, A. Neisser) n'ont obtenu que des résultats néga-

1. Martineau et Hamonic, *Évolution de la syphilis chez le porc* (*Gazette hebdomadaire de méd. et de chir.*, 1882, p. 589).

tifs ou douteux en inoculant la syphilis à des porcs.

M. Martineau[1] dit avoir inoculé la syphilis à un singe dans les conditions suivantes : inoculation de la sérosité d'un chancre syphilitique le 16 novembre 1882 à la face interne du prépuce d'un singe. Rien ne se produit jusqu'au 14 décembre, alors en ce point se développe une ulcération ayant tous les caractères du chancre induré et suivie d'adénopathie inguinale double. Le 12 janvier 1883, nouvelles ulcérations sur la verge ayant l'aspect de syphilides érosives. Guérison complète le 22 janvier, sauf de l'amaigrissement et quelques plaques d'alopécie. Au mois de septembre 1883, lésion ulcéreuse de la muqueuse de la voûte palatine, qui se cicatrise lentement et est complètement guérie le 5 octobre. Quelques jours après l'animal eut une crise convulsive épileptiforme que Martineau attribue à une compression cérébrale par un syphilome. Le 3 décembre apparaissait de nouveau une éruption de syphilides papulo-érosives dans la région inguino-scrotale, et, le 18 janvier, une éruption analogue sur la voûte palatine et le voile du palais. Tout avait disparu le 24 janvier.

1. Martineau, *Gaz. hebd. de méd. et de chirurgie*, 1882, 1883 et 1884.

En somme, jusqu'ici seules les inoculations positives obtenues chez le singe par Klebs et par Martineau pouvaient être considérées comme des preuves de la transmissibilité de la syphilis aux animaux. Encore y a-t-il de sérieuses réserves à faire. Dans aucun de ces cas il n'a été fait de réinoculations en série. Ces expériences ont porté sur des singes inférieurs, que l'on sait aujourd'hui ne jamais présenter d'accidents secondaires; cependant Klebs, aussi bien que Martineau, dit avoir observé des exanthèmes secondaires cutanés et muqueux. Enfin les lésions des organes que ces auteurs ont constatées à l'autopsie n'ont jamais été retrouvées depuis dans la syphilis expérimentale du singe.

Il faut dire cependant qu'en 1882 Hänsell[1], en inoculant des fragments de syphilômes dans la chambre antérieure de l'œil de lapins, provoqua, après une longue incubation, des lésions d'iritis et réussit à réinoculer en série ces lésions dans l'œil du lapin. Ces manifestations oculaires sans caractère spécial ne parurent pas à ce moment faire la preuve d'une véritable inoculation syphilitique. Mais, depuis, les résultats

1. Hänsell, *Graefe's Arch. f. Opht.*, t. XXVIII.

identiques obtenus par Bertarelli, sur lesquels nous reviendrons, montrent bien qu'Hänsell obtint réellement des lésions syphilitiques par inoculation chez le lapin.

Maurice Nicolle[1] constata en 1893 que certains singes sont réfractaires à l'inoculation de la syphilis; mais chez un macaque inoculé à l'arcade sourcilière il obtint des manifestations primaires papuleuses évidemment syphilitiques.

Sperk[2], trois ans plus tard, après avoir expérimenté sans succès sur un grand nombre de singes, provoqua chez un macaque, par inoculation de produits syphilitiques, un chancre induré qui fut réinoculé en série avec succès à deux autres macaques.

Ch. Nicolle[3], de 1900 à 1902, obtint 3 fois chez des Bonnets chinois des chancres infectants en leur inoculant des fragments de chancres syphilitiques humains.

Au début de l'année 1903, Hamonic, dans une communication à l'Académie de médecine de Paris; déclarait avoir transmis la syphilis à un macaque japonais (*M. Cynomolgus*), qui eut des

1. *Annales de l'Institut Pasteur*, 1903, p. 812.
2. Sperk, *Œuvres complètes*, Paris, 1896, t. II, p. 614-616.
3. Ch. Nicolle, *Annales de l'Institut Pasteur*, 1903, p. 636.

chancres indurés accompagnés d'adénopathies.

Les résultats obtenus par les frères Nicolle, par Sperk et par Hamonic peuvent être considérés actuellement comme les premières expériences démontrant d'une façon absolue la transmission de la syphilis de l'homme au singe. Mais chez aucun des animaux inoculés l'infection syphilitique ne donna autre chose que l'accident primitif; dans tous ces cas des accidents ultérieurs firent défaut. La démonstration sembla donc à ce moment incomplète.

Metchnikoff et Roux[1], en s'adressant aux singes anthropoïdes, plus rapprochés de l'homme au point de vue de l'anatomie comparée et au point de vue des réactions humorales, obtinrent par l'inoculation de la syphilis non seulement l'accident primitif, mais encore, dans la suite, de la roséole, un exanthème papuleux et des ulcérations secondaires des muqueuses.

Depuis lors ces recherches ont été complétées par les travaux de nombreux expérimentateurs, mais surtout par ceux de Neisser à Breslau et au cours de l'expédition scientifique qu'il conduisit à Batavia en 1905.

1. Metchnikoff et Roux, *Annales de l'Institut Pasteur*, 1903, p. 809.

Chez les singes anthropoïdes, seuls les chimpanzés et les gibbons présentent des accidents primaires et secondaires, l'orang-outang ne réagit vis-à-vis de l'infection syphilitique que par la lésion locale primaire [1].

Les chimpanzés sont, de tous les singes, les plus réceptifs à la syphilis. Parmi tous ceux qui ont été inoculés par Metchnikoff et Roux, Lassar, Neisser, aucun ne s'est montré réfractaire.

L'inoculation réussit aussi bien dans la zone génitale qu'à l'arcade sourcilière.

La première incubation varie en général de 22 à 35 jours, puis l'accident primitif apparaît au point d'inoculation. D'abord peu caractéristique, il prend au bout de quelques jours l'aspect caractéristique du chancre syphilitique de l'homme et s'accompagne d'une adénopathie satellite. Parfois l'ulcération revêt le caractère phagédénique et s'étend sur une large surface.

Au bout d'un à deux mois le chancre régresse peu à peu et guérit en laissant une cicatrice plus ou moins pigmentée.

La seconde incubation dure en général du 19e au 61e jour après l'apparition du chancre et est

1. Cependant Neisser dit avoir observé à Batavia, chez des orangs, des lésions cutanées et muqueuses secondaires.

suivie de l'apparition d'accidents secondaires, qui ne sont pas constants et font défaut dans un tiers des cas environ. Les manifestations cutanées sont de beaucoup les plus fréquentes dans la période secondaire chez le chimpanzé : roséole, syphilides papulo-squameuses, psoriasis palmaire et plantaire. Il faut cependant faire une réserve sur la nature syphilitique de la roséole chez le singe, certains sujets non inoculés ayant présenté des roséoles typiques et la roséole des animaux syphilitiques n'ayant jamais donné de résultat positif par inoculations en série. Les plaques muqueuses sont rares, mais leur caractère syphilitique a été démontré par les résultats des inoculations en série, comme celui des lésions papulo-squameuses secondaires.

Quelques chimpanzés syphilisés ont eu une paraplégie passagère. Dans aucun cas on n'a observé de lésion tertiaire (gomme ou ulcération); il est vrai qu'en captivité les chimpanzés meurent avant l'époque où apparaît en général le tertiarisme.

A l'autopsie, en dehors de l'hypertrophie de la rate, on n'a jamais observé de lésion des organes pouvant être attribuée à la syphilis.

Chez le gibbon les manifestations secondaires

cutanées paraissent se localiser de préférence au ventre et au siège.

L'incubation du chancre de l'orang-outang est sensiblement plus courte que celle du chimpanzé.

Parmi les singes inférieurs, quelques-uns sont absolument réfractaires à l'inoculation syphilitique. Plusieurs variétés de cynocéphales, de macaques et de cercopithèques réagissent par des accidents locaux primitifs assez nets. Mais d'une façon générale les singes inférieurs se montrent beaucoup moins réceptifs que les anthropoïdes. Chez eux l'inoculation du virus syphilitique dans la région génitale réussit beaucoup moins souvent que l'inoculation au rebord palpébral. L'incubation qui précède le chancre est sensiblement plus courte que chez le chimpanzé et le gibbon.

Le chancre est moins caractéristique, plus fugace, moins induré que chez les anthropoïdes. L'adénopathie concomitante est rarement bien appréciable et fait le plus souvent défaut. On n'observe chez les singes inférieurs ni accidents secondaires, ni accidents tertiaires, bien que leur survie soit longue, même en captivité. Ils ne présentent aucun trouble organique apparent, ni constaté à l'autopsie.

Cependant Neisser a démontré que, malgré l'absence d'accidents autres que le chancre, la syphilis des singes inférieurs détermine une infection généralisée. L'inoculation du sang, de fragments de rate, de moelle osseuse ou de ganglions de ces animaux reproduit en effet la syphilis. De plus il a observé chez les singes inférieurs syphilisés une augmentation marquée de la résistance de la peau aux réinoculations de virus syphilitique.

Les travaux de Bertarelli [1] ont prouvé que la syphilis est inoculable à d'autres animaux que le singe. Il a inoculé du virus syphilitique dans l'œil du lapin par scarification de la cornée ou par injection dans la chambre antérieure. Après une incubation de 5 à 7 semaines, une kératite parenchymateuse se développe et entre les lamelles cornéennes on retrouve des quantités de tréponèmes pâles. L'inoculation ne réussit guère que dans la moitié des cas.

La lésion spécifique est transmissible par inoculations en série sur la cornée d'autres lapins et alors la virulence du virus est exagérée par ces passages. Elle est également transmissible

1. Bertarelli, *Rivista d'Igiene*, 1906, t. XVII et XVIII.

en série au singe (macaque) par inoculation à la cornée ou sur la peau, et dans ce dernier cas il se produit un chancre typique. Enfin il est possible de contaminer le cobaye, le chien, la brebis par scarification cornéenne avec du virus pris au niveau de la kératite spécifique du lapin.

Chez le lapin les lésions semblent rester localisées à l'œil. Bertarelli a bien observé de la parésie des pattes postérieures, sans pouvoir affirmer sa nature syphilitique. Cependant Neisser rapporte que Schucht aurait transmis un chancre syphilitique à un singe en lui inoculant un fragment de rein provenant d'un lapin syphilisé par scarification cornéenne.

CHAPITRE VII

Étude morphologique et biologique du tréponème pâle.

L'étude du tréponème pâle *à l'état vivant* peut être faite en examinant à l'état frais et sans coloration du suc de lésion syphilitique soit à l'aide du microscope ordinaire, avec objectif à immersion (12 de Zeiss par exemple) et oculaire compensateur, en se servant d'un fort éclairage (arc voltaïque ou bec à incandescence), soit à l'aide de l'ultra-microscope[1]. On voit alors le

1. Le dispositif de l'ultra-microscope comprend : 1° une source lumineuse (arc voltaïque, lampe de Nernst ou fort bec à incandescence), avec une lentille interposée entre la source lumineuse et le miroir du microscope, pour y concentrer les rayons lumineux; 2° un condensateur spécial, pouvant s'appliquer au statif du microscope et ne laissant passer vers l'objectif que des rayons obliques; 3° un statif de microscope muni d'un objectif à sec ou à immersion et d'un oculaire compensateur.

tréponème pâle, généralement au voisinage des globules rouges ou des débris cellulaires, sous la forme d'un filament mince, très faiblement réfringent, pourvu d'ondulations régulières (10 à 26), décrivant des mouvements de rotation

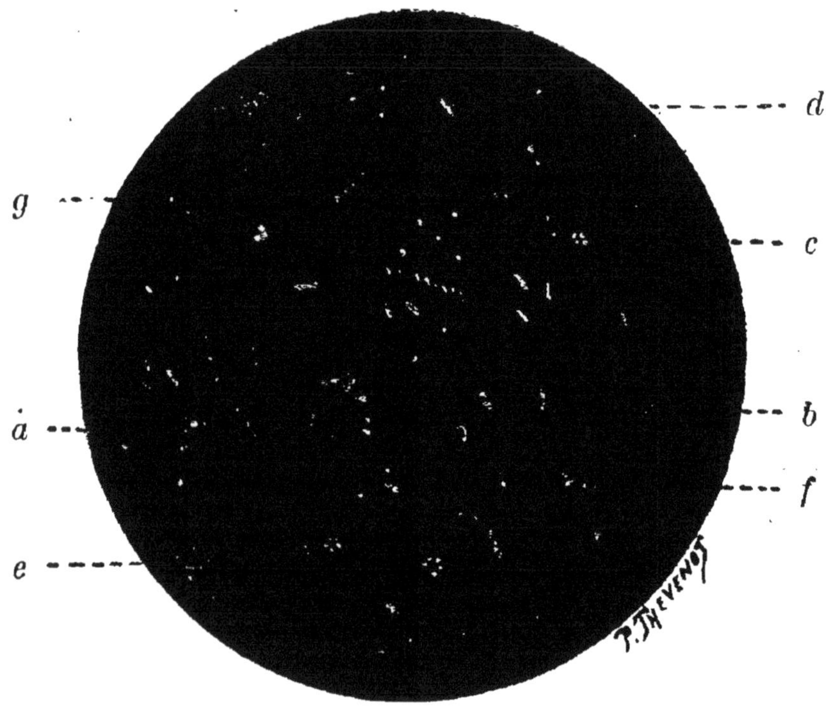

Fig. 1. — Aspect du tréponème examiné à l'ultra microscope (d'après Gastou) : *a*, tréponème ; *b*, *c*, grains colloïdaux ; *d*, bacille avec cils vibratiles ; *g*, tréponème apparaissant sous la forme d'une ligne pointillée.

autour de son axe longitudinal, doué de mouvements latéraux et de progression et effilé en pointes à ses extrémités. Contrairement à ce qu'on observe pour tous les spirochètes, sauf pour le *Spirochœta dentium*, la disposition spiralée du tréponème pâle persiste à l'état de repos. Les spirales sont complètes, disposées en tire-bouchon et non ondulées sur un seul plan comme dans les autres spirochètes. Avec l'ultra-microscope le tréponème se détache beaucoup plus nettement sur le fond noir du champ du microscope et apparaît sous l'aspect d'une spirale très brillante (fig. 1).

Cet appareil permet de faire un diagnostic bactériologique en quelques minutes. Si des applications de préparations mercurielles ont été faites récemment sur la lésion et en ont fait disparaître les tréponèmes, on la recouvrira d'ouate imbibée d'eau bouillie pendant quelques jours, avant de faire le prélèvement pour l'examen microscopique. On peut encore retrouver des tréponèmes pâles dans le sang recueilli au niveau d'une lésion cicatrisée ou même dans le mucus des cryptes amygdaliennes, en dehors de tout signe de syphilis (Fouquet).

Coloration. — Le tréponème pâle fixe de préférence les colorants basiques, mais il présente cette particularité qu'il a très peu d'affinité pour les matières colorantes et qu'il ne les fixe qu'à la condition que le contact avec la solution colorante soit très prolongé ou bien qu'on ait recours à un artifice tel que l'action de la chaleur.

Il est à remarquer qu'avec tous les procédés de coloration basés sur l'emploi du bleu azur et de l'éosine (Giemsa et autres) la réaction colorante du tréponème pâle est généralement inverse de celle des spirochètes. Ceux-ci fixent le bleu, tandis que le tréponème prend une teinte qui se rapproche du rouge. Ce caractère, dont on ne saurait méconnaître l'importance, ne s'est pas montré absolument constant, de sorte qu'on ne peut en faire un signe différentiel certain. De plus, il faut indiquer que le *Spirochœta pallidula* de Castellani, agent pathogène de la *Frambœsia* des tropiques, qui ressemble beaucoup au tréponème, prend également avec le Giemsa une teinte rougeâtre et non bleue.

En employant la méthode de Gram on constate que le tréponème se décolore.

On ne connaît actuellement pour le microbe de la syphilis aucune réaction colorante spécifique, comparable à celle du bacille de Koch, par exemple.

Voici les méthodes de coloration les plus usuelles du tréponème pâle :

Prélèvement des produits à examiner. — Si l'on se trouve en présence d'un chancre ou de papules secondaires, on en essuiera la surface avec de l'ouate et un peu d'eau salée physiologique, de manière à enlever les souillures superficielles, puis, soit en comprimant la lésion entre les doigts, soit en promenant une lame à sa surface, on en fera sourdre un peu de sérosité qui sera déposée sur une lame et étalée en fine couche au moyen d'une lamelle. On évitera de faire saigner, car il est préférable d'éviter le mélange des globules rouges. S'il s'agit d'une adénopathie primitive, on pourra recueillir un peu de suc ganglionnaire par ponction avec une aiguille de Pravaz un peu large. On aspirera, après dilacération légère. Les particules solides seront délayées dans une goutte de la solution saline physiologique et écrasées entre deux lamelles.

Recherches du tréponème dans les frottis :

I. *Méthode de Giemsa* (coloration de Romanowsky).

Formule du bleu de Giemsa [1] :

Azur II éosine	3 gr.
Azur II	0 gr. 8
Glycérine pure (de Merck)	āā 250 gr.
Alcool méthylique	āā 250 gr.

1. Le bleu de Giemsa est vendu tout préparé par Grübler sous le nom de : *Giemsa's Lösung für die Romanowsky-Färbung*. L'azur II est un mélange d'azur de méthylène et de bleu de méthylène à parties égales.

a. *Procédé lent.* — Laisser sécher le frottis, fixer par immersion durant 10 minutes dans l'alcool absolu. Le bain colorant contient XV gouttes de Giemsa pour 10 centimètres cubes d'eau ; la lame est placée dans ce liquide verticalement de 2 à 24 heures. Laver ensuite à l'eau filtrée, sécher, regarder avec un objectif à immersion 1/12 et l'oculaire 3. Les spirilles se colorent faiblement en rose ou en violet pâle et il faut, le plus souvent, parcourir plusieurs champs de microscope avant d'en rencontrer quelques-uns.

b. *Procédé rapide : Technique de Preis.* — Fixer les frottis dans la flamme, diluer X gouttes de solution de Giemsa dans 10 centimètres cubes d'eau portée à la température de 30 à 40°. Verser quelques gouttes sur la lame en chauffant sur la flamme jusqu'à production de légères vapeurs. Répéter trois ou quatre fois avec une nouvelle quantité de solution colorante ; laver à l'eau.

On peut renforcer la solution colorante en y ajoutant V à X gouttes d'une solution de carbonate de soude à 1 p. 1000 (Giemsa).

II. *Méthode de Marino.* — On trouve dans le commerce la poudre de Marino, constituée par le mélange bleu-azur éosine. On prépare deux solutions :

Solution A.	Alcool méthylique...	100 cc.
	Poudre de Marino...	0 gr. 20
Solution B.	Eau distillée........	200 gr.
	Eosine de Höchst....	0 gr. 01

Le frottis séché, mais non fixé, est recouvert de plusieurs gouttes de la solution A. On évitera la dessiccation sur la lame. La coloration exige 3 minutes. Puis, sans égoutter, on dépose avec une pipette quelques gouttes de la solution B dans la partie correspondant au frottis et on laisse agir 2 minutes. Alors seulement on lave à l'eau, on sèche et on examine à l'immersion. Les spirochètes sont colorés en rose ou en violet pâle.

III. *Procédé de Proca et Vasilescu.* — Le frottis est fixé 30 minutes par l'alcool absolu ; on fait un mordançage à l'aide de la solution A qu'on laisse agir pendant 10 minutes à froid.

Solution A.	Acide phénique pur.	50 cc.
	Tannin	40 gr.
	Eau distillée	100 gr.
	Fuchsine basique...	2 gr. 50 dissoute dans
	Alcool absolu	100 cc.

On lave sous un filet d'eau, puis on colore avec la solution B :

Violet de gentiane en solution alcoolique saturée	10 cc.
Acide phénique liquide	5 —
Eau distillée	100 —

On lave à l'eau, on sèche et on monte dans le baume de Canada.

IV. *Procédé Borrel et Burnet.* — Il donne une excellente coloration du spirochète et même de ses cils.

On excise un fragment du tissu pathologique (chancre, papule, etc.). On le porte sur plusieurs lames où l'on a déposé une goutte d'eau distillée; on gratte le tissu avec une pointe de bistouri; le produit de raclage se répand dans la goutte; on laisse sécher. On mordance en versant sur la lame quelques gouttes du mordant de Lœffler [1] et en chauffant doucement jusqu'à production de légères vapeurs. On répète le mordançage trois à quatre fois de suite, puis on lave à l'eau, on verse quelques gouttes de fuchsine de Ziehl [2] et

1. Mordant de Lœffler :

Solution aqueuse	de tannin à l'éther à 1 pour 5	10 cc.
—	de sulfate ferreux saturée à froid	5 —
—	saturée de fuchsine dans l'alcool absolu	1 —

2. La fuchsine de Ziehl est obtenue en ajoutant progressivement à une solution d'un gramme de fuchsine dans 10 cc. d'alcool absolu, 90 cc. d'eau phéniquée à 5 p. 100.

l'on chauffe à nouveau jusqu'à vapeurs. On termine par un rinçage à l'eau. On dessèche et on monte au baume. Les tréponèmes se colorent en rouge vif.

Lorsque l'examen des frottis a été négatif on peut recourir à l'excision d'un petit fragment du tissu malade et en faire des coupes d'après une des méthodes suivantes :

Recherche du tréponème dans les coupes.

I. *Technique de Levaditi* (préférable pour l'examen des organes des hérédo-syphilitiques). — 1° Des fragments d'organes ayant environ 1 millimètre d'épaisseur sont fixés dans du formol à 10 p. 100 pendant 24 heures.

2° Lavage et durcissement dans l'alcool à 96° pendant 24 heures.

3° Lavage à l'eau distillée pendant quelques minutes jusqu'à ce que les fragments tombent au fond du récipient.

4° Imprégnation à l'aide d'une solution de nitrate d'argent à 1,5 ou 3 p. 100 en flacons très propres, hermétiquement bouchés à l'émeri. La solution à 3 p. 100 est préférable pour les tissus prélevés sur le vivant. On place les flacons à l'étuve à 38° pendant 3 à 5 jours dans l'obscurité.

5° Lavage à l'eau distillée pendant quelques minutes, puis réduction à la température de la chambre pendant 24 à 48 heures avec la solution réductrice suivante (développateur de Ramon y Cajal) :

Acide pyrogallique..............	2 à 4 gr.
Formol (sol. à 40 0/0)............	5 cc.
Eau distillée....................	95 —

6° Lavage à l'eau distillée, déshydratation à l'alcool absolu puis au xylol, enfin inclusion dans la paraffine. Coupes très minces.

On peut examiner les coupes directement. Les spirochètes se détachent en noir ou en brun foncé sur le fond jaune des tissus. La coloration des cellules par un colorant d'aniline donnera un constraste plus parfait; on aura recours à l'un des procédés suivants :

A) Au mélange de Giemsa non dilué. Coloration pendant quelques minutes. Lavage à l'eau. Différenciation avec l'alcool absolu additionné de quelques gouttes d'essence de girofle. Essence de bergamote. Xylol. Baume de Canada.

B) A une solution concentrée de bleu de toluidine. Coloration pendant quelques minutes. Différenciation à l'alcool additionné de quelques gouttes du mélange éther-glycérine (Unna). Essence de bermagote. Xylol. Baume de Canada.

A l'aide de ces colorations complémentaires, les noyaux cellulaires se colorent en bleu et le protoplasma prend une coloration brun verdâtre clair sur laquelle les spirochètes se détachent plus nettement.

II. *Levaditi* et *Manouélian* ont encore perfectionné la méthode d'imprégnation et préconisent actuellement la technique suivante, préférable pour l'examen des tissus biopsiés :

1°, 2°, 3° Comme ci-dessus.

4° Imprégnation dans le bain suivant :

Solution de nitrate d'argent à 1 0/0..	90 gr.
Pyridine	10 cc.

La pyridine est ajoutée au moment de l'emploi. C'est un produit d'odeur pénétrante qui ne doit être manipulé que sous la hotte.

Le bain d'imprégnation est laissé 2 heures à la température de la pièce dans un flacon bouché à l'émeri et pendant 3 à 5 heures à l'étuve à 50-55°.

Ces indications s'appliquent en particulier à la recherche des spirochètes dans les parois du chancre. Pour les autres tissus le temps de l'imprégnation doit être raccourci.

5° On lave rapidement à l'eau distillée.

On réduit dans le bain suivant :

Solution d'acide pyrogallique à 4 0/0.......	90 gr.
Acétone................................	10 gr.
Pyridine	17 cc.

La réduction s'opère au bout de quelques heures.

6° Déshydratation à l'alcool absolu, xylol. On inclut dans la paraffine ou la celloïdine. On coupe et l'on monte au baume de Canada après coloration au bleu d'Unna ou au bleu de toluidine.

La coloration des spirochètes et des tissus est la même que dans la méthode précédente, mais le nombre des spirochètes imprégnés est plus grand.

Recherche du tréponème dans le sang et dans les liquides organiques. — Si les tréponèmes sont très abondants dans le sang, ce qui ne se voit guère que dans l'hérédo-syphilis, on peut les reconnaître à l'examen direct, sans coloration, avec le microscope ordinaire ou de préférence l'ultra-microscope. Dans les autres cas on aura recours au procédé suivant :

Procédé de Nœggerath et Stœhelin. — On mélange 1 cc. du sang à examiner à 10 cc. d'une solution aqueuse d'acide acétique à 1/3 p. 100. Lorsque la dissolution des hématies est complète, on centrifuge et on fait des frottis avec le culot. On colore par le procédé lent de Giemsa.

Pour les autres liquides organiques (liquide céphalo-rachidien, urine, etc.) on centrifuge, on fait des frottis avec le culot et on colore également par le Giemsa.

Il est facile d'étudier les caractères morpholo-

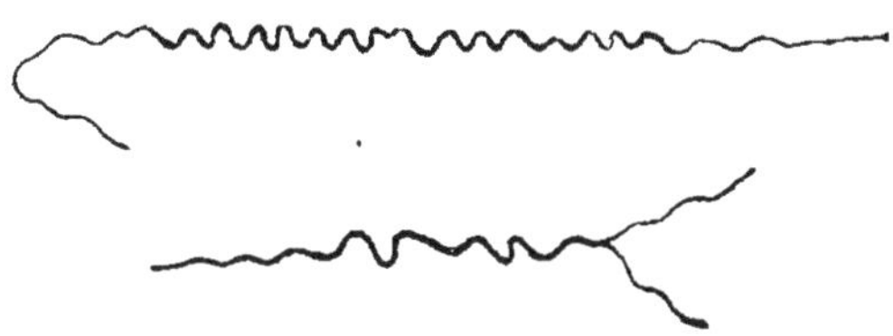

Fig. 2. — Tréponèmes colorés par le Giemsa (d'après *Schaudinn*, in *Levaditi et Roché*).

giques du tréponème pâle, lorsqu'il est convenablement coloré (fig. 2). Sa longueur est en moyenne de 10 à 15 μ et souvent plus. Son épaisseur très faible ne dépasse guère un quart de μ. Il est sensiblement plus mince que les spirochètes les plus ténus, que le *Spirochœta dentium*, par exemple, ou que le *Spirochœta pallidula* de Castellani, agent pathogène d'une maladie des tropiques très voisine de la syphilis et nommée Frambœsia ou Pian. Le tréponème pâle présente la forme d'une spirale régulière ayant un grand nombre de spires, 8 à 10 en moyenne, et souvent beaucoup plus. Il est cylindrique et sa coupe figure un cercle, comme on peut s'en assurer sur les préparations de coupes imprégnées à l'argent.

On rencontre parfois des formes exceptionnellement courtes, n'ayant qu'une ou deux spires, que Levaditi regarde comme des formes dégénérées.

Les extrémités du tréponème pâle s'amincissent pour se terminer en un filament d'une extrême ténuité, parfois par 2 filaments filiformes. On n'est pas encore édifié sur la nature de ces filaments, que Schaudinn considérait comme des cils.

La biologie du microbe de la vérole n'est pas encore très avancée. On a pu vérifier la survie, très courte, du tréponème conservé *in vitro*; il devient immobile au bout de 5 à 6 heures à la température de la chambre; conservé en vase clos dans la solution saline physiologique ou dans le liquide ascitique il cesse de se mouvoir au bout de deux jours. Hoffmann a d'ailleurs constaté que du virus syphilitique conservé à l'air ou à l'abri de l'air entre lame et lamelle ne donne plus que des inoculations négatives chez le singe après 45 heures de séjour hors de l'organisme.

Conservés à 37° les tréponèmes deviennent plus rapidement immobiles que lorsqu'ils sont soumis à la température de la chambre. Ils s'immobilisent à 45°, gardent au contraire leur mobilité à la température de la glacière.

Tous ces faits concordent bien avec ce qu'on sait depuis longtemps de la grande fragilité du virus syphilitique en dehors de l'organisme.

L'étude de l'influence des agents chimiques sur le tréponème est à peine ébauchée.

On n'a pas encore réussi à cultiver *in vitro* le parasite de la syphilis.

On a observé des amas de tréponème agglutinés dans la sérosité de pemphigus hérédo-syphilitique et dans le suc de lésions de syphilis acquise chez l'homme et le singe. Les expériences tentées avec le sang de sujets syphilitiques n'ont pu encore y déceler des agglutinines spécifiques, de sorte que, pour Levaditi, ces agglutinations observées pourraient être simplement dues à la tendance qu'ont la plupart des spirochètes à s'agglomérer spontanément chaque fois qu'ils sont retirés de l'organisme vivant. En tout cas cette tendance à l'agglutination spontanée ne facilite pas la recherche d'un séro-diagnostic de la syphilis analogue à celui de la fièvre typhoïde[1].

On ne sait encore s'il faut classer le tréponème pâle parmi les bactériacées ou les protozooaires. Schaudinn admettait sa nature protozoaire. Se basant sur les recherches les plus récentes, Levaditi est porté à adopter une opinion mixte, classant les spirochètes en général comme formant transition entre les protozoaires et les schizomycètes.

Diagnostic bactériologique différentiel. — On peut trouver au niveau des lésions cutanées ou muqueuses différents spirochètes qu'il faut savoir distinguer du tréponème pâle.

C'est d'abord le *Spirochœta refringens*, espèce non pathogène, qui a été découverte par Schaudinn et Hoffmann en même temps que le tréponème pâle et qui existe couramment à la surface des manifestations syphilitiques et dans les ulcérations non spécifiques les plus variées.

Le *Spirochœta refringens* est beaucoup plus épais et plus long que le tréponème, ses ondula-

1. Le procédé de séro-diagnostic de la syphilis de Wassermann, basé sur le principe de la déviation du complément, exige une technique trop délicate pour devenir d'un usage pratique courant.

tions sont peu nombreuses et aplaties, ses extrémités ne sont pas effilées; il ne possède qu'un cil unique, implanté latéralement sur une des extrémités arrondie. Examiné sans coloration il est plus réfringent et beaucoup plus mobile que le tréponème. Le Giemsa le colore aisément en bleu.

Le *Spirochœta dentium*, qui se trouve dans les dents cariées, et qu'on peut, par suite, rencontrer au niveau des lésions buccales, ressemble beaucoup plus au tréponème. Il est moins long, légèrement plus épais; ses ondulations sont moins prononcées. Il se colore d'une façon plus intense par le Giemsa et prend une teinte violacée.

On a encore constaté au niveau d'ulcérations cutanées ou muqueuses diverses, notamment dans les cancers et dans des processus nécrobiotiques, un certain nombre de spirochètes qui s'écartent du tréponème par leurs caractères morphologiques et se colorent en bleu par le Giemsa.

Il n'existe qu'un spirochète pathogène qu'on puisse confondre avec le tréponème, c'est le *Spirochœta pallidula*, agent d'une maladie des tropiques, présentant de nombreuses ressemblances avec la syphilis, la Frambœsia ou Pian.

Le *Spirochœta pallidula*, découvert par Castellani, est légèrement plus épais que le microbe de la syphilis; ses ondulations sont moins serrées, plus irrégulières, plus aplaties; ses extrémités se recourbent souvent en boucles; elles sont fréquemment arrondies et non effilées; parfois un seul pôle est pourvu d'un cil terminal.

Avant de terminer ce chapitre nous devons indiquer ce que l'on sait actuellement de la conservation du virus syphilitique dans l'organisme en dehors des lésions spécifiques pendant la période floride de la maladie et durant les accalmies qui séparent les poussées aiguës.

Les expériences de Neisser ont prouvé que de tous les organes provenant de singes syphilisés, la moelle osseuse, la rate, les ganglions lymphatiques et le testicule sont seuls capables de transmettre l'infection à d'autres singes. De plus il a vérifié l'infectiosité de ces organes jusqu'à 283 jours après l'inoculation de la syphilis à l'animal. On voit donc par là qu'en dehors du testicule c'est dans les tissus hématopoïétiques que se réfugie le tréponème pâle et qu'il reste inactif jusqu'au jour où, sous une influence encore inconnue, il pullule à nouveau et provoque de nouveaux accidents.

CHAPITRE VIII

Transmission de la syphilis par hérédité.

C'est au XVIe siècle qu'on a commencé à signaler la transmission héréditaire de la syphilis (Paracelse, Fallope). Admise ensuite par tous les médecins, elle fut cependant combattue par Hunter.

Si l'on donne à l'hérédité le sens absolu qui lui est attaché dans la terminologie médicale, on ne doit entendre sous le nom de syphilis héréditaire que celle qui est transmise lors de la fécondation, et il faut en distraire la syphilis que contracte le fœtus *in utero*, alors que le père était sain au moment de la fécondation et que la mère n'a été infectée qu'au cours de la grossesse. Mais est-il bien exact de comparer l'hérédité de la syphilis à celle de la goutte par exemple? La goutte transmet au germe une tare, une faiblesse organique, tandis que la syphilis lui inocule un contage. Il y a là un phénomène qui se rapproche beaucoup plus de la transmission *in utero* de certaines maladies infectieuses aiguës.

Il est évident que l'hérédité paternelle ne peut s'exercer qu'au moment de la fécondation. Quant à l'hérédité maternelle son influence semble pouvoir se faire sentir par infection directe de l'ovule, le parasite déjà multiplié dans l'organisme contaminant l'ovule et y séjournant sans empêcher sa fécondation et son développement ultérieur. Jamais, il est vrai, on n'a encore constaté la présence du tréponème dans l'ovaire de syphilitiques adultes; mais il a été plusieurs fois retrouvé dans l'ovule de nouveau-nés hérédo-syphilitiques. La voie, de beaucoup la plus fréquente de la transmission héréditaire maternelle de la syphilis est assurément la voie placentaire, l'embryon recevant le contage par l'intermédiaire des liens vasculaires qui l'unissent à la mère.

Étant donné que le tréponème est entraîné à travers tous les organes en suivant les voies de la circulation générale, qu'il traverse les parois vasculaires avec la plus grande facilité, on ne peut s'étonner de la fréquence de son passage de la circulation maternelle à la circulation fœtale.

On a retrouvé d'ailleurs le tréponème dans les parties maternelle et fœtale du placenta des syphilitiques.

On peut expliquer ainsi comment l'influence de l'hérédité maternelle est de beaucoup prépondérante sur celle de l'hérédité paternelle, l'action de celle-ci étant limitée au moment de la fécondation.

Il nous semble donc qu'on peut conserver la syphilis acquise par le fœtus *in utero* au cours de la grossesse, dans le cadre de la syphilis héréditaire.

Le degré de fréquence avec lequel s'exerce l'hérédité dans les ménages syphilitiques est au-dessus de toute prévision. La statistique de Fournier[1] montre que, sur 500 ménages contaminés, elle s'est manifestée chez 277 ; sur 1 127 grossesses il y a eu 527 fois avortement, mort précoce, infection syphilitique de l'enfant ou dégénérescences diverses, au total 42 p. 100 de mortalité. De sorte qu'on a pu dire sans exagération « que la vérole tue les jeunes par véritables hécatombes ».

Les origines de la syphilis héréditaire sont de trois sortes; elle peut dériver de la syphilis du père et de la mère à la fois (hérédité mixte), de la

1. Fournier, *L'hérédité syphilitique*, p. 308.

syphilis de la mère seule (hérédité maternelle), de la syphilis du père seul (hérédité paternelle). Les deux premières sources de syphilis héréditaire sont admises sans conteste par la plupart des auteurs. Cependant il nous faut insister d'abord sur l'hérédité maternelle, dont les exemples absolument nets sont beaucoup plus rares qu'on ne le croirait tout d'abord.

Hérédité maternelle. — La syphilis étant beaucoup plus fréquente chez l'homme que chez la femme, surtout dans les classes de la société où on peut suivre les observations, il n'est pas surprenant qu'il soit assez difficile de trouver des cas démonstratifs d'hérédité maternelle pure, car il est malaisé de rencontrer des ménages dans lesquels le mari soit sain et la femme syphilitique. Fournier dit qu'il a eu grand'peine à en réunir 13 observations empruntées à ses notes de ville. C'est qu'en effet pour qu'une observation d'hérédité maternelle soit probante, il faut non seulement que le mari soit sain et la femme syphilitique, mais encore que la femme n'ait pas été fécondée au préalable par un premier mari syphilitique.

On a prétendu en effet qu'une première fécondation peut retentir sur les produits de fécondations ultérieures dérivant d'autres géniteurs. C'est ce qu'en médecine vétérinaire on appelle l'imprégnation. On a cité, par exemple, le cas d'une femme blanche qui, après avoir été fécondée par un premier mari nègre, devint veuve, se remaria à un blanc et eut des enfants qui présentaient sur certains points des téguments la pigmentation caractéristique de la race nègre. Diday, Lewin ont rapporté des observations peu probantes tendant à démontrer que l'imprégnation peut transmettre de même aux enfants d'un second mari sain, la maladie d'un premier mari syphilitique. Bien que ces faits nous paraissent sans valeur, il faut bien tenir compte de cette objection pour rester à l'abri de toute critique [1].

Les 13 observations d'hérédité maternelle citées par Fournier contiennent l'histoire de 28 grossesses dont voici le détail.

1. Si l'imprégnation peut transmettre des caractères de race, des caractères physiologiques ou même des malformations, il nous semble impossible d'admettre qu'elle puisse déterminer l'infection de l'enfant d'un second géniteur sans que le contage ait infecté la mère, dont l'organisme sert d'intermédiaire et par lequel le virus doit nécessairement passer.

Enfants vivants et sains................	3
Enfants syphilitiques ayant survécu.....	4
— étant morts rapidement...........	3
Enfants ayant succombé rapidement sans symptôme dûment syphilitique.......	9
Grossesses terminées par accouchement prématuré ou avortement............	9
Total................	28

Il ne faudrait pas croire cependant que dans ces cas l'infection du fœtus fût absolument fatale. Elle est certainement très fréquente, mais il y a d'assez nombreux exemples d'enfants nés et restant indemnes bien que leur mère fût syphilitique. Ainsi Fournier cite le cas d'une femme atteinte de syphilide scléro-gommeuse au moment où elle mettait au monde un enfant bien portant. Nous avons d'ailleurs vu que les enfants nés sains dans ces conditions jouissaient d'une immunité spéciale vis-à-vis de la syphilis et ne pouvaient être ultérieurement infectés par leur mère.

Infection du fœtus in utero, après la conception. — La syphilis contractée par la mère au cours de la grossesse peut se transmettre au fœtus. Ce fait, nié par Maudron et par Kassowitz, est démontré par plusieurs observations probantes. Il est évident que l'infection se fait par la voie vasculaire.

On a discuté pour savoir si la période de la grossesse à laquelle avait lieu la contamination de la mère pouvait avoir une influence sur la transmission de la maladie à l'enfant. Cullerier la croyait possible pendant toute la durée de la grossesse. Bœrensprung admet que la transmission ne se fait plus si la syphilis est contractée par la mère dans la seconde moitié de la grossesse. Ricord place cette limite au sixième mois, Abernethy et Prieur au septième.

Deux observations, l'une de Zeissl (1880), l'autre de Vajda (1880), prouvent que le fœtus peut être infecté quand la mère devient syphilitique au septième mois de la grossesse. Il existe même une observation de Chaballier (1864) qui montre que, bien que la mère n'eût été contaminée qu'au huitième mois de la grossesse, elle put encore transmettre sa maladie au fœtus qu'elle portait.

Hérédité paternelle. — L'hérédité paternelle a été de beaucoup la plus contestée.

On a fait remarquer comme argument défavorable à l'existence de l'hérédité paternelle d'abord que nombre de sujets sont syphilitiques à la période virulente lorsqu'ils se marient, sans que pour cela leurs enfants soient infectés. Mais cette observation n'a pas de valeur absolue, elle prouve seulement que l'hérédité paternelle n'est pas fatale, qu'elle s'exerce même assez rarement. Nous avons vu d'ailleurs (p. 60) que l'inoculation du sperme de syphilitique peut transmettre la vérole au singe. Mais la virulence de ce sperme est loin d'être constante, comme le montrent les nombreuses inoculations négatives de Hoffmann et de Neisser.

L'influence sur le fœtus de l'hérédité paternelle seule est démontrée par nombre d'observations cliniques : par les faits de syphilis par conception, par la constatation d'une série de fausses couches successives que rien du côté de la femme ne vient expliquer. Parfois le début de ces fausses couches coïncide avec l'époque où le mari est infecté, alors que les grossesses antérieures étaient toutes arrivées à terme ; puis on voit la série des fausses couches s'interrompre brusquement pour faire place à des grossesses heureuses dès que le mari se soumet au traitement spécifique. Ces faits constituent des arguments de premier ordre en faveur de l'existence de l'hérédité paternelle.

Fournier a réuni 103 cas de grossesses malheureuses du fait de l'hérédité paternelle : voici les résultats de l'examen de ces cas :

Enfants avec syphilis héréditaire précoce...	17 cas.
Enfants ayant eu plus tard de la syphilis héréditaire tardive..........................	2 —
Avortements ou accouchements prématurés d'enfants morts.........................	41 —
Enfants morts à diverses échéances sans manifestations spécifiques évidentes........	43 —
Total	103 cas.

Cette statistique démontre que l'influence hérédo-syphilitique du père se traduit bien plus souvent par la mort de l'enfant que par la transmission de la syphilis à l'enfant (la mortalité, dans cette statistique, est de 81 p. 100).

Si l'on compare les trois ordres d'hérédité au point de vue de leur nocivité, on voit que celle qui fait de beaucoup le moins de victimes est assurément l'influence héréditaire du père, ce qui n'a pas lieu de nous surprendre, étant donné que nous avons constaté qu'elle était loin de s'exercer dans tous les cas. Au contraire l'hérédité mixte, qui additionne les deux facteurs de gravité (influence combinée de la syphilis du père et de celle de la mère), est celle qui est la plus meurtrière.

Voici un tableau dans lequel Fournier indique pour chaque mode d'hérédité l'indice de nocivité et l'indice de mortalité.

	Indice de nocivité.	Indice de mortalité.
	—	—
Hérédité paternelle (exclusive).	37 0/0	28 0/0
Hérédité maternelle (exclusive).	84 0/0	60 0/0
Hérédité mixte................	92 0/0	68,5 0/0

Il démontre nettement que c'est l'hérédité mixte qui fait le plus de victimes et en tue le plus. Mais on voit aussi que les dangers de l'hérédité maternelle ne sont pas beaucoup moindres, tandis que ceux de l'hérédité paternelle sont trois fois moins considérables.

La gravité de la syphilis a-t-elle un rapport immédiat avec l'intensité de son pouvoir de transmission héréditaire? Dans quelques cas on a pu constater qu'une syphilis grave pour les ascendants l'était aussi pour leurs enfants. Mais ce rapport est loin d'être fatal; on a pu citer bien des syphilis sévères, dans lesquelles l'influence héréditaire ne s'est pas exercée, témoin ce malade de Fournier qui, au milieu des accidents les plus effroyables d'une syphilis maligne précoce, se maria et eut un enfant sain. Inversement une syphilis légère peut avoir les conséquences héréditaires les plus graves; on connaît l'histoire[1] de

1. Fournier, *L'hérédité syphilitique*, 1891, p. 152.

ce jeune homme qui n'eut qu'un chancre syphilitique et jamais de manifestation secondaire ni tertiaire; il se maria trois ans après, procréa un enfant qui infecta sa mère *in utero* et fut expulsé par avortement. La syphilis ne se manifesta chez la mère que par une roséole et de l'alopécie et cependant ces deux syphilis si atténuées transmirent une syphilis héréditaire grave avec syphilides cutanées, plaques muqueuses, sarcocèle, pseudo-paralysie de Parrot, à un enfant qui naquit deux ans plus tard.

L'observation a péremptoirement démontré qu'il est inutile que la syphilis se manifeste par des accidents pour que l'influence de l'hérédité s'exerce. La fécondation peut avoir eu lieu alors que la syphilis était absolument latente, les dangers de transmission héréditaire de la syphilis n'en subsistent pas moins.

Un des caractères de l'hérédité syphilitique c'est l'incompréhensible irrégularité avec laquelle elle s'exerce. Sans motif apparent, elle épargne régulièrement la descendance de sujets syphilitiques et non guéris, tandis qu'elle décime impitoyablement tous les enfants de familles qui ne semblent pas se trouver cependant dans des conditions plus défavorables que les précédentes, de telle sorte qu'on a pu dire qu'il n'y a pas d'égalité devant l'hérédité syphilitique.

Cette influence de la syphilis des ascendants sur la santé de leurs enfants s'exerce-t-elle indéfiniment? On peut dire d'une façon générale que deux facteurs importants tendent à l'atténuer, sinon à la faire disparaître. A mesure que la syphilis vieillit, on voit souvent les grossesses se prolonger, puis arriver à terme, l'enfant étant syphilitique; enfin il naît un enfant sain. Si l'on veut préciser cette influence du temps sur l'activité de l'hérédité, on constate que celle-ci a son maximum dans la première année de la syphilis des ascendants, qu'elle conserve environ pendant trois ans son intensité et qu'au delà elle décroît, s'atténue et finit par disparaître.

Mais cette règle n'est pas absolue, l'influence de l'hérédité peut se manifester encore alors que la syphilis des ascendants est parvenue à la période tertiaire, et on a dit avec raison qu'il existait une hérédité syphilitique à long terme pouvant persister douze et même quinze ans, peut-être plus, après l'infection primitive. Sur 562 cas d'hérédité syphilitique, Fournier en a relevé 60 se manifestant au delà de la sixième année de la maladie. D'ailleurs, cette hérédité à long terme provoque les mêmes modalités pathologiques que celle qui est plus précoce.

Le second facteur qui exerce une action bienfaisante sur l'hérédité syphilitique est le traitement spécifique. Son influence sur l'hérédité paternelle est peut-être la plus frappante. Il est fréquent de rencontrer des exemples aussi probants que le suivant : Une femme saine fait une série d'avortements qu'on ne peut expliquer que par une syphilis déjà ancienne de son mari; on traite celui-ci et les grossesses suivantes donnent des enfants bien portants et nés à terme.

Dans l'hérédité mixte le traitement spécifique manifeste également son heureuse influence sur la santé des enfants; les observations sur ce point sont très démonstratives.

Si l'on peut considérer comme une loi que l'influence héréditaire est progressivement atténuée par le temps et par le traitement, il faut bien reconnaître que cette loi comporte des exceptions. On a vu des parents syphilitiques procréer d'abord trois enfants sains et bien portants, puis un quatrième manifestement syphilitique. Dans d'autres cas l'hérédité syphilitique, loin de s'atténuer, paraît s'accroître avec le temps et ce sont les derniers nés qui sont les plus malades. Parfois même la syphilis n'exerce son influence que d'une façon intermittente et on constate la naissance d'un enfant sain alors que son aîné et son puîné sont tous deux syphilitiques ; on a bien pu expliquer ces alternances dans quelques cas par l'action temporaire du traitement spécifique, les parents s'y étant soumis, par exemple, seulement au moment de la grossesse qui a donné un enfant sain ; mais ailleurs on ne saurait invoquer l'heureuse influence de la thérapeutique, et ces faits surprenants restent inexplicables.

D'autre part, malgré un traitement des mieux conduits, on a vu, très rarement il est vrai, des sujets syphilitiques procréer encore des enfants syphilitiques, et cela alors même qu'ils avaient attendu plusieurs années (six ou sept ans dans certaines observations) pour bénéficier en plus de l'atténuation de l'influence héréditaire par le temps.

Mais il faut se hâter de dire que ces cas absolument exceptionnels ne sauraient infirmer la règle ni décourager sérieusement les syphilitiques candidats au mariage et à la paternité.

Signalons encore un fait rapporté par plusieurs auteurs, mais qui cependant aurait besoin de confirmation. Hutchinson, Campbell, Caspary avaient déjà remarqué qu'il arrive quelquefois, à la suite d'une grossesse gémellaire, que les deux enfants soient inégalement frappés par la syphilis : l'un, par exemple, est expulsé mort et macéré, tandis que l'autre naît en apparence bien portant et ne présente de symptômes de syphilis que quelques semaines plus tard. Mais on est allé plus loin et on a prétendu que l'un des jumeaux pouvait rester absolument sain, tandis que l'autre était infecté. Diday, Kassowitz en ont chacun donné une observation. Ce sont là des faits dont l'explication nous échappe actuellement.

Quelques auteurs pensent que la syphilis peut franchir héréditairement une génération et que les grands-parents syphilitiques peuvent contaminer leur petit-enfant, le père et la mère de celui-ci restant indemnes. C'est ce qu'a cru observer Laschewitz. De même E. Collin lut, en 1868, à la Société de médecine de Lyon, l'observation d'un enfant de huit à neuf ans, syphilitique, sans qu'on pût retrouver le moindre antécédent spécifique chez le père ni la mère. Le grand-père maternel était mort syphilitique. Simon, en 1876, communiqua à la London pathologic Society le cas d'une dame dont le père était mort de syphilis héréditaire; elle donna naissance à un enfant syphilitique et contracta elle-même la syphilis de son enfant.

Dans un mémoire sur la transmission de la syphilis franchissant une génération, King[1] en donne l'exemple suivant : une femme de vingt-quatre ans, sans antécédent syphilitique, met au monde deux jumeaux hérédo-syphilitiques, qui l'infectent par l'allaitement. Le père, scrupuleusement examiné, n'a jamais rien présenté qui puisse faire songer à la syphilis; ses antécédents héréditaires sont excellents, ceux de la mère sont inconnus.

Quelques autres observations tendent à prouver que deux générations successivement peuvent être atteintes de syphilis héréditaire. L'une, due à Melchior Robert, est très contestable. Celle d'Atkinson (1877) peut se résumer ainsi : une jeune femme, fille de syphilitique et ayant des signes d'hérédo-syphilis (encoches dentaires, kératite interstitielle) se marie à un homme sain; trois ans après elle accouche d'un enfant manifestement syphilitique.

Un fait analogue est rapporté par Hutchinson[2] :

1. Ed. King, *Hereditary syphilitic transmission through two generations* (*Journ. of cut. and gen.-urin. disease*, septembre 1889).

2. Jonathan Hutchinson, *Reynold's system of medicine*, 1880, p. 431.

en cherchant la cause d'une kératite interstitielle syphilitique chez une jeune dame, il découvrit chez son enfant de l'enchifrènement, des taches cuivrées et des condylomes à l'anus. Tous ces accidents cédèrent au mercure. Malgré l'examen le plus minutieux, on ne put retrouver chez le père la moindre trace de syphilis.

E. Fournier[1] a rapporté récemment un exemple de syphilis héréditaire de deuxième génération, et Chivino en signale deux cas.

1. E. Fournier, *Annales de Dermatologie*, 1904.

CHAPITRE IX

Transmission de la syphilis par conception.

Il est un mode de transmission de la syphilis, indépendant de la contagion et de l'hérédité, dans lequel l'infection semble se faire par l'intermédiaire des liens vasculaires qui unissent la mère à l'enfant qu'elle porte dans son sein ; c'est la transmission de la syphilis par conception.

Ricord, Depaul (1851), Hutchinson (1856), de Méric (1858), Robert (1861) ont admis les premiers ce mode de contamination de la mère. Mais c'est Diday surtout qui a étudié soigneusement la syphilis conceptionnelle, lui a donné son nom et en a démontré l'existence indéniable. Fournier et la plupart des auteurs contemporains l'ont admise sans conteste, bien que Kassowitz et Jullien se soient élevés contre cette théorie et aient prétendu qu'elle ne reposait que sur une interprétation erronée des faits.

Voici, en tout cas, ce qu'il est assez communément donné d'observer : une jeune femme saine est mariée à un homme qui a eu la syphilis, mais n'a présenté depuis son mariage aucune manifestation spécifique ; elle devient enceinte et, au bout d'un certain temps, présente des signes indéniables de syphilis, mais toujours d'emblée des accidents secondaires (céphalée, alopécie, adénopathies cervicales, croûtes acnéiformes du cuir chevelu, syphilides cutanées, plaques muqueuses de la bouche, etc.), sans qu'on puisse trouver trace ni du chancre infectant, ni de son bubon, ce « témoin posthume », suivant la pittoresque dénomination de Ricord, qui dénonce encore l'accident initial même après sa cicatrisation. L'interrogatoire du mari, son examen minutieux restent absolument négatifs. Il déclare s'être scrupuleusement observé depuis son mariage et n'avoir à aucun moment constaté sur lui quoi que ce soit de suspect ; l'examen médical montre d'ailleurs l'intégrité de ses téguments et de ses muqueuses. Si on a la possibilité de continuer à observer cette jeune femme, on constate qu'elle fait au bout de quelque temps une fausse couche, ou bien un accouchement prématuré et met au monde un fœtus mort, ou enfin qu'elle donne le jour à un enfant qui ne tarde pas à présenter tous les signes de la syphilis héréditaire. Sur 22 cas de grossesses dans ces circonstances, Diday a constaté 15 fois des avortements et 7 fois la naissance d'enfants vivants, mais tous syphilitiques.

En général les accidents spécifiques se montrent à une époque peu éloignée du début de la grossesse; la plupart des observations montrent qu'ils débutent en moyenne vers le soixante-cinquième jour.

On a objecté d'abord qu'on pouvait être trompé sur l'état de santé antérieur de la femme et qu'il n'était pas rare de constater au cours d'une grossesse le réveil d'une syphilis antérieure à la conception sous forme d'éruption secondaire. On a rappelé à ce propos cette observation dans laquelle Balfour (1856) rapporte que chez une femme il constata, au cours de trois grossesses successives, une nouvelle éruption spécifique à chaque fois. Cette interprétation, qu'on pourrait appliquer à quelques cas contestables, est inadmissible pour la plupart des faits de syphilis conceptionnelle qui ont été publiés.

Une seconde objection consiste à dire qu'en

réalité il s'agit de syphilis par contagion, le chancre ayant existé, mais ayant passé inaperçu, soit à cause de son exiguïté, soit à cause de sa courte durée, soit à cause de son siège anormal (chancres extra-génitaux) ou difficilement accessible (chancre du vagin, du col); on sait même qu'Aubert, de Lyon, admettait l'hypothèse d'un chancre intra-utérin. D'ailleurs l'absence d'accidents contagieux chez le mari est bien difficile à démontrer rigoureusement.

Cependant Zeissl dit avoir assez exactement suivi ses malades dans deux cas pour être en droit d'affirmer l'absence de l'accident primitif. Fournier ne peut admettre qu'un observateur comme Diday, sur 16 cas, ait pu 16 fois méconnaître le chancre, alors qu'il dit formellement qu'il l'a toujours soigneusement recherché. Lui-même a recueilli une cinquantaine d'observations de syphilis par conception, dans lesquelles la recherche du chancre est toujours restée sans résultat; doit-on accepter qu'il ait commis autant d'erreurs?

D'autre part, si on est toujours en droit de dire qu'au moment où la femme a pu être contaminée par son mari, celui-ci était peut-être porteur de lésions contagieuses, qu'il a laissé passer inaperçues ou sur la nature desquelles il s'est trompé, il est cependant des maris dont on ne saurait suspecter les affirmations, des médecins par exemple qui ont observé sur eux-mêmes, dans leur propre famille.

Une observation de Gailleton, que cite Fournier[1], est tellement démonstrative qu'elle semble répondre à toutes les objections : « Une jeune fille de seize ans eut un seul coït avec un jeune homme syphilitique depuis six mois, mais n'ayant plus aucun accident de syphilis depuis un mois. Le lendemain même le jeune homme fut examiné par M. Gailleton, qui ne découvrit sur lui aucune lésion, ni sur le corps, ni sur les organes génitaux. Ce coït unique avait rendu la pauvre fille enceinte. Or, qu'arriva-t-il? C'est que, d'une part, au bout de deux mois et demi, cette femme était affectée de très violents maux de tête, bientôt suivis de l'explosion d'une syphilis généralisée, de plaques muqueuses, etc. C'est, d'autre part, qu'elle accoucha d'une petite fille, qui, quinze jours après sa naissance, présentait des accidents de syphilis héréditaire. »

D'ailleurs il est malaisé de s'expliquer les ré-

1. Fournier, *Syphilis par conception* (*Sem. méd.*, 1889, p. 19).

pugnances de certains auteurs à admettre le mécanisme de l'infection par conception. Tout le monde admet que la transmission de la syphilis de la mère au fœtus *in utero* est assez fréquente, et que, par conséquent, le contage syphilitique franchit la barrière placentaire pour passer de la circulation maternelle à la circulation fœtale. Pourquoi ne suivrait-il pas une voie inverse et pourquoi le fœtus hérédo-syphilitique ne pourrait-il pas à son tour contaminer sa mère restée saine?

L'absence d'accident primitif, qu'on a invoquée contre la syphilis conceptionnelle comme une contradiction aux lois d'évolution de la vérole, est encore un argument en faveur d'une contamination par la voie sanguine. La syphilis conceptionnelle doit se comporter comme l'hérédo-syphilis transmise de la mère au fœtus, et débuter comme elle, non par un chancre, mais par des accidents généraux, puisqu'elle procède d'une infection d'emblée généralisée et répandue à travers toute la circulation sanguine.

Hutchinson admet une autre forme de syphilis par conception justifiée par certaines observations de Sémanas (1849), de Bazin, de Beyran (1862) et de Diday. Pendant la grossesse il ne survient que des troubles mal définis et sans caractères spécifiques, tels que de l'altération du teint, de l'affaiblissement de l'état général ou de l'alopécie; puis, quelque temps après l'accouchement, la mère présente des accidents secondaires ou même tertiaires. Ces cas, dans lesquels l'infection paraît avoir été particulièrement bénigne au début, constituent une sorte de transition entre les précédents et les cas où la mère ne présente jamais d'accidents spécifiques, mais acquiert simplement une immunité suffisante vis-à-vis de la syphilis pour pouvoir allaiter sans danger son enfant hérédo-syphilitique.

CHAPITRE X

Immunité.

Il est de notion classique que l'on peut acquérir l'immunité[1] vis-à-vis de la syphilis de deux façons : soit par une atteinte antérieure de la maladie, soit par conception.

Immunité par atteinte antérieure. — Il faut bien s'entendre tout d'abord sur la valeur qu'il faut attacher ici au mot immunité. Il ne s'agit pas d'une immunité absolue, car on ne saurait dire d'un organisme qu'il est immunisé alors qu'il est encore en puissance de la maladie, dont on le prétend immunisé. Il ne peut être question que d'un état réfractaire du revêtement cutané ou muqueux à l'égard d'une réinfection ou d'une réinoculation nouvelle de la syphilis.

1. Hudelo, *De l'immunité syphilitique* (*Annales de Dermatologie*, 1891).

Réduite à cette définition, il existe bien une immunité conférée par une atteinte antérieure de syphilis.

L'expérience clinique montre tous les jours qu'il est de règle que les malades atteints de syphilis constitutionnelle puissent s'exposer impunément à la contamination syphilitique sans contracter de nouveau un chancre infectant.

Les inoculations expérimentales de produits syphilitiques à des sujets déjà atteints de syphilis ont confirmé cette notion dans l'immense majorité des cas.

Essayons maintenant de déterminer le moment où cette immunité commence et celui où elle finit.

On sait qu'entre le moment de l'infection et l'apparition du chancre se place une période d'incubation d'une durée moyenne de vingt-cinq jours, pendant laquelle la syphilis n'est encore révélée par aucune manifestation extérieure.

Quelques observations cliniques démontrent que, sur le même sujet, on peut voir se développer des chancres infectants, se succédant à quelques jours d'intervalle et provenant d'infections différentes. Cela semble prouver que l'immunité n'est pas nécessairement établie pendant l'incubation du premier chancre.

L'expérimentation montre de son côté que l'immunité n'est habituellement pas établie dans les premiers jours de la période d'incubation et que parfois elle fait défaut pendant toute sa durée. Les cas d'inoculations expérimentales successives de la syphilis à l'homme sont fort rares. Sabaréanu[1] en a réuni quelques-uns tout à fait démonstratifs.

D'autre part les expériences faites sur le singe par Finger et Landsteiner et par Neisser montrent que, dans presque tous les cas, ces savants ont pu provoquer un second accident primaire en inoculant du virus syphilitique pendant l'incubation, avant l'éclosion du premier chancre infectant.

Nous pouvons donc en conclure que *l'immunité manque le plus souvent pendant les premiers jours de cette période et parfois pendant toute sa durée.*

Mais l'immunité est-elle fatalement établie lors de l'apparition du chancre? Quelques auteurs, entre autres Mauriac, considèrent que c'est là une règle sans exception. Cependant la plupart des auteurs (Clerc, Fournier, Bumm, Pontoppidan, Diday, Jullien, Lasch) admettent qu'elle

1. Sabaréanu, *Chancres syphilitiques successifs*, Th. Paris, 1905.

peut faire défaut alors que le chancre ne fait qu'apparaître, avant le développement d'une adénopathie notable.

Il existe des observations cliniques montrant que dans quelques cas rares le chancre syphilitique peut se réinoculer immédiatement après son apparition, soit par contact, soit par transport du contage.

De même on a pu pratiquer expérimentalement des inoculations positives à des sujets chez lesquels un chancre infectant venait de se développer. La plupart des résultats de ces inoculations sont cependant contestables, et le plus souvent il ne s'est développé que des lésions banales dues à l'introduction sous la peau de substance septique non spécifique. Cependant quelques-unes paraissent probantes (surtout celles de Diday, de Bidenkap, de Bumm, de Pontoppidan et de Neumann); car il s'est développé dans ces cas, après une incubation suffisamment longue, des lésions analogues au chancre induré au point d'inoculation.

En 1904 et 1905 Queyrat [1] a poursuivi une série de recherches sur la réinoculation du chancre

1. Queyrat, *Annales de Dermatologie*, 1907.

syphilitique à l'homme. Il prélevait du suc du chancre d'un syphilitique et l'inoculait à la peau du bras ou du ventre du même malade, en ayant soin de faire quelques scarifications témoins, avec une lancette stérile, dans une région voisine. Ces dernières restaient généralement sans effet, tandis que l'inoculation du virus syphilitique réussissait 14 fois, donnant lieu à la formation d'un nouveau chancre infectant. D'après Queyrat la réinoculation peut se faire avec succès dans les dix ou douze premiers jours du chancre initial.

Chez le singe la réinoculation a réussi dans les cinq premiers jours (Finger et Landsteiner) et même dans les dix premiers jours (Roux et Metchnikoff) de l'apparition du chancre primitif.

Cependant, si l'immunité n'est pas encore établie pendant la première incubation du chancre et pendant les premiers jours de son apparition, l'organisme est déjà impressionné par la pénétration du virus syphilitique, car on a remarqué dans les cas de réinoculation positive du chancre que la durée de l'incubation du second chancre se trouvait généralement abrégée et que le syphilome de réinoculation présentait souvent des caractères plus effacés que le premier chancre.

Il en résulte que, *s'il est de règle que l'immunité*

syphilitique soit établie dès l'apparition du chancre, il semble possible qu'elle manque dans les premiers jours de son évolution.

Il nous faut rechercher maintenant à quel moment cesse l'immunité conférée par une atteinte antérieure de syphilis. C'est en somme la question de la réinfection syphilitique que nous avons à étudier. Un malade qui a eu une première atteinte de vérole peut-il contracter une seconde fois cette maladie et passer à nouveau par la série des accidents classiques, chancre, accidents secondaires, accidents tertiaires? Jusqu'au commencement de notre siècle, la réinfection était considérée comme possible et même fréquente. Hunter le premier s'éleva contre cette opinion; mais c'est Ricord[1] surtout qui érigea en loi l'unicité de la syphilis. Suivant son expression, « la vérole ne se double pas »; il admettait cependant la possibilité de la réinfection, mais disait n'avoir pu en rencontrer d'exemple certain : « A toutes les observations contraires à la loi d'unicité de la syphilis il manque soit un pied, soit une aile..... Ce n'est pas que je nie la possibilité d'une répétition du chancre induré; au contraire, j'y crois

1. Ricord, *Leçons sur le chancre*, 1858.

et j'y crois fermement, quoique l'expérience clinique m'en ait jusqu'ici refusé des preuves[1]. » Cette opinion était partagée par les principaux syphiligraphes, Melchior Robert, Bœrensprung, Lindwurm.

A la même époque Diday[2] faisait remarquer qu'on peut observer chez d'anciens syphilitiques un chancre de réinfection pouvant donner la syphilis par inoculation à un sujet sain, mais ne s'accompagnant pas d'accidents constitutionnels ni d'engorgement ganglionnaire. Rollet admit également ce « chancroïde » de Diday, et les observations ne tardèrent pas à en être nombreuses, de sorte que la réinfection, considérée comme exceptionnelle par Ricord, devenait à nouveau un fait presque banal.

Depuis 1867, Fournier à fait ressortir combien les causes d'erreur sont nombreuses en pareille matière, montrant que l'induration d'une ulcération secondaire se développant *in situ* après la cicatrisation du chancre initial peut faire croire à une réinfection rapide (chancre redux), qu'après plusieurs années de syphilis il peut se montrer

1. Plus tard il observa 2 cas de réinfection qu'il considérait comme incontestables.
2. Diday, *Nouvelles doctrines sur la syphilis*, 1858.

des lésions absolument identiques au chancre infectant ayant une base indurée, s'accompagnant parfois d'adénopathie, mais contemporaines d'accidents secondaires ou tertiaires, et par conséquent ne dépendant certainement pas d'une réinfection (syphilides chancriformes).

Tandis que l'école de Lyon continue à défendre les opinions de Diday, qu'en Allemagne, en Autriche, en Angleterre, les partisans de la réinfection sont très nombreux, l'école de Paris admet avec Fournier que les faits authentiques de réinfection doivent être très rares. Pour admettre comme certaine une observation de réinfection, il faut, comme le dit Fournier, qu'elle satisfasse aux conditions suivantes :

1° Première syphilis avec chancre induré et pléiade ganglionnaire spécifique, suivis au bout de quelques semaines de roséole ou autres accidents secondaires.

2° Silence complet d'accidents pendant quelques années.

3° Deuxième syphilis avec nouveau chancre induré survenu à la suite d'un coït suspect après le temps d'incubation normal, et accompagné d'adénopathie caractéristique ; quelques semaines après, éruption secondaire, roséole ou papules, plaques muqueuses, etc.

Dans ces dix dernières années la littérature médicale s'est enrichie d'un nombre assez important d'observations de réinfection de la syphilis, dont quelques-unes semblent bien incontestables.

Chez les hérédo-syphilitiques notamment la réinfection est admise par Ed. Fournier [1], par de Beurmann et Delerm [2], suivant l'opinion dont Hutchinson s'était montré le premier défenseur.

Expérimentalement d'ailleurs la réinfection de la syphilis a pu être réalisée dans quelques cas. Metchnikoff et Roux sont parvenus à provoquer un nouveau chancre chez un singe syphilisé dix mois auparavant. Neisser a obtenu la réinfection chez des singes 9 fois sur 37 essais; dans un cas, le temps écoulé entre la première et la seconde infection était de 316 jours.

Ces faits en opposition avec la loi de Ricord, qui veut qu'on ne prenne pas la vérole deux fois, n'en restent pas moins exceptionnels. Ils montrent cependant que l'immunité conférée par une atteinte antérieure de syphilis est moins absolue qu'on ne le croyait et peut fléchir dans certains cas.

1. Ed. Fournier, th. Paris, 1901.
2. De Beurmann et Delerm, *Annales de Dermatologie*, 1899.

Mais il y a plus, les expériences toutes récentes de Finger et Landsteiner[1] sont venues encore modifier nos notions sur la solidité de l'immunité acquise pendant la période floride de la syphilis. Ces savants ont montré que s'il est de règle que le revêtement cutané de l'homme se montre réfractaire à des inoculations superficielles de virus syphilitique aux trois périodes de la maladie, les résultats sont tout autres si on introduit de fortes doses de virus dans des poches épidermiques. Les inoculations faites de cette façon avec des fragments de chancres à des syphilitiques pendant la seconde incubation ou en pleine période secondaire donnaient au bout de quatorze jours de petits nodules squameux persistant quelques semaines et laissant après eux des cicatrices pigmentées. Le virus pris sur des accidents primaires ou secondaires et inoculé à des tertiaires reproduisait des lésions présentant tous les caractères du tertiarisme (tubercules, gommes, syphilides ulcéreuses), preuve que l'organisme réagit différemment suivant l'âge de la maladie aux inoculations du même virus. Enfin des inoculations témoins faites chez les mêmes malades avec du

1. Finger et Landsteiner, *Sitzungsber. der Kaiserl. Akad. der Wissenschaft in Wien*, 1906, t. CXV, fasc. III, p. 179.

virus tué par la chaleur restaient sans résultat.

Bien que ces expériences aient besoin de la sanction du contrôle, il n'en reste pas moins vraisemblable que l'immunité incontestable des syphilitiques vis-à-vis de l'inoculation du virus syphilitique doive être considérée désormais comme relative et dépendant dans une certaine mesure de la quantité du virus inoculé. *On ne peut donc plus affirmer que l'organisme du syphilitique puisse s'exposer impunément à tout nouvel apport de virus.*

Immunité par conception. — Les rapports vasculaires étroits qui unissent le fœtus à la mère pendant la vie intra-utérine expliquent aisément comment la maladie de la mère peut se transmettre à l'enfant qu'elle porte dans son sein; l'exemple en est fréquent pour les maladies infectieuses, notamment pour les fièvres éruptives. Il n'est donc pas étonnant que la syphilis n'échappe pas à cette règle et qu'il puisse y avoir infection réciproque de la mère par l'enfant et de l'enfant par la mère. Mais il y a plus et la syphilis, qui se singularise par tant de points, présente encore une particularité bien intéressante à propos de cet échange réciproque du virus syphilitique entre la mère et le fœtus. Dans certains cas, celui des deux qui était sain avant la conception continue à conserver les apparences d'une santé parfaite, il n'offre aucun signe de syphilis et cependant il présente une immunité certaine contre la maladie; il semble vacciné contre la syphilis, soit qu'il ait eu une atteinte trop légère pour se manifester extérieurement, mais suffisante pour l'immuniser, soit que le placenta ait arrêté le contage syphilitique et empêché ici l'infection, laissant filtrer cependant des substances immunisantes, qui ont imprégné l'organisme du sujet sain.

La loi dont la paternité est improprement attribuée à Colles et qui, en réalité, a été nettement formulée pour la première fois par Baumès (de Lyon) en 1840, peut s'énoncer ainsi :

Une mère restée saine ne reçoit jamais la syphilis de son enfant, même affecté de lésions contagieuses, alors que cet enfant tient héréditairement la syphilis de son père.

Il est évident qu'il n'en est plus de même si l'enfant contracte la syphilis après sa naissance.

La loi de Baumès est confirmée non seulement par l'observation clinique mais encore par l'expérimentation.

Une inoculation négative a été faite par Caspary dans un cas qui n'est pas indiscutable.

Mais le fait suivant, dû à Neumann [1], est absolument démonstratif. Une jeune femme, saine jusqu'alors, accouche d'un enfant syphilitique, lequel est affecté, entre autres lésions, de plaques muqueuses des lèvres. Elle allaite cet enfant sans qu'il en résulte pour elle aucun dommage. Et cependant les lésions de l'enfant étaient d'ordre absolument contagieux; car cet enfant, à cette époque même, infecta sa grand'mère maternelle. Neumann entreprit sur la mère une série d'expériences. Il l'inocula seize fois dans l'espace d'un mois, sur différentes parties du corps, tantôt avec l'exsudat d'un chancre syphilitique, tantôt avec le produit de sécrétion de papules secondaires. Ces inoculations multiples restèrent toutes stériles. La jeune femme fut gardée près de six mois en observation (171 jours exactement) et ne présenta jamais le moindre signe de syphilis. On a encore publié quelques faits analogues, notamment un qui est dû à Finger.

L'immunité ainsi conférée est-elle de longue durée? Fournier, Behrend, Morel-Lavallée et Hudelo, Meneault, ont signalé des cas prouvant qu'elle durait encore chez des mères qui avaient

1. Observation reproduite dans les *Annales de Dermatologie*, 1885.

donné le jour à des enfants syphilitiques de quatorze à dix-huit ans auparavant. Il serait possible que cette immunité disparût au bout d'un long temps et qu'il survînt alors des lésions tertiaires; il existerait donc une syphilis conceptionnelle tardive, comparable à la syphilis héréditaire tardive. Quelques faits (Charrier, Barthélemy) plaident en faveur de cette opinion, que soutient Hutchinson.

On a signalé des exceptions à la loi de Baumès, c'est-à-dire des cas dans lesquels une mère saine ayant mis au monde un enfant hérédo-syphilitique est contaminée par lui, et prend un chancre infectant à la mamelle. Finger[1] en a réuni 21 exemples et conclut qu'on ne saurait affirmer absolument l'innocuité de l'allaitement par la mère saine de son enfant syphilitique.

Si le fœtus hérédo-syphilitique immunise sa mère, en retour la mère syphilitique immunise parfois son enfant à la condition que sa syphilis ait été contractée soit avant, soit au cours de sa grossesse (Profeta, Gailleton, Fournier). Le mécanisme de l'immunisation est évidemment le même que dans le cas précédent. On peut donc établir

1. Finger, *Congrès des naturalistes et médecins allemands*, 1897.

cette règle que : *Une mère devenue syphilitique antérieurement à la conception ou pendant la grossesse, peut mettre au monde un enfant qui reste sain; l'allaitement de cet enfant par sa mère ne présentera aucun danger d'infection, quand bien même la mère serait à ce moment atteinte d'accidents contagieux* (loi de Profeta). Il faut faire remarquer cependant que Mauriac[1] élève quelques doutes sur l'existence de cette immunité chez l'enfant lorsque la syphilis a été contractée par la mère seulement pendant les deux derniers mois de la grossesse. D'après Ogilvie[2], si la syphilis de la mère est récente au moment de l'accouchement, il est de règle que l'enfant soit contaminé. Lorsque l'enfant naît sain, il est rarement infecté par sa mère, bien que l'auteur admette la possibilité de cette contamination et en cite des exemples.

On n'a pas encore bien établi quelle pouvait être la durée de cette immunité, et si des enfants nés dans ces conditions étaient pour toujours à l'abri de toute infection syphilitique.

Kassowitz admet que les enfants sains nés de parents syphilitiques ont acquis l'immunité vis-à-

1. Mauriac, *Traitement de la syphilis*.
2. Ogilvie, *Brit. Journ. of Dermat.*, 1899.

vis de la syphilis et peuvent être considérés comme vaccinés. Cette proposition est peut-être vraie, mais plusieurs cas prouvent que cette immunité peut n'être pas longtemps persistante. Mireur, Barthélemy, Bœck, Riocreux, ont signalé des faits montrant que des sujets sains, nés de parents syphilitiques, pouvaient à leur tour contracter la syphilis même en bas âge.

Enfin il est possible, mais non démontré, que certains sujets soient naturellement réfractaires à la syphilis, sans qu'on puisse invoquer ni atteinte antérieure ni influence héréditaire.

En résumé on tend à admettre que tous les réfractaires à la syphilis sont des syphilisés et que l'immunité par conception dépend elle-même d'une syphilisation conceptionnelle [1].

L'existence de l'immunité réelle vis-à-vis de la syphilis serait donc encore à démontrer.

1. De Beurmann et Delherm, *Quelles sont les limites de l'infection syphilitique* (*Ann. de dermat.*, 1899).

DEUXIÈME PARTIE

HYGIÈNE INDIVIDUELLE

CHAPITRE I

Rôle de l'hygiène dans le traitement de la syphilis.

En laissant de côté les points qui touchent à la prophylaxie, le rôle de l'hygiène ne semble pas à première vue occuper une place considérable dans le traitement de la syphilis. Les syphilitiques, et trop souvent les médecins eux-mêmes, laissent absorber toute leur attention par les manifestations locales de la maladie et semblent oublier que la syphilis est une affection qui infecte tout l'organisme et dans nombre de cas le modifie profondément. Il n'est pas rare cependant qu'une syphilis ne doive sa gravité qu'au mauvais état du terrain sur lequel elle se développe; en ne modifiant pas leur genre de vie, en évitant de couper court à leurs habitudes dangereuses ou même à leurs vices, les malades sont eux-mêmes les propres agents de la ténacité du mal ; en négligeant de leur indiquer les conditions d'existence favorables à leur état, les médecins abandonnent un des facteurs les plus importants de la guérison. C'est cette complicité inconsciente, mais grosse de conséquences, qui suffit souvent à expliquer la malignité progressivement croissante de la syphilis dans certains cas.

Il ne faut rien exagérer cependant, et la syphilis est une des maladies dans lesquelles les prescriptions hygiéniques restent les plus aisées à suivre et les plus indulgentes. La plupart des syphilitiques peuvent continuer leur train de vie habituel ; il ne s'agit que d'une question de mesure.

Si le médecin doit s'enquérir minutieusement des antécédents héréditaires et personnels, du régime, de la profession, des habitudes, des distractions du malade, ce n'est qu'afin d'éviter les excès, le surmenage. Il n'est guère d'interdiction absolue dans l'hygiène du syphilitique. Mais les restrictions imposées n'en restent pas moins d'une importance capitale ; car il n'est pas rare de voir les progrès du mal s'arrêter, la syphilis rétrocéder du fait seul de l'application des prescriptions hygiéniques, alors que le traitement spécifique avait jusque-là échoué.

Cette apologie de l'influence de l'hygiène sur la syphilis devient superflue lorsqu'on aborde les questions de prophylaxie. C'est surtout pour cette maladie que semble avoir été créé le célèbre adage : « Mieux vaut prévenir que guérir ». Nous ne pourrons qu'esquisser les grands traits de la prophylaxie générale de la syphilis, elle touche à de hautes questions de sociologie qui ne rentrent pas dans le cadre de ce travail. En revanche nous devrons nous étendre sur la prophylaxie individuelle, surtout sur ce qui a trait à la syphilis matrimoniale, à la syphilis héréditaire, à la syphilis entre nourrices et nourrissons, enfin à la syphilis vaccinale, et nous serons tenus de dire quelques mots des méthodes thérapeutiques, qui ont eu ou ont actuellement la prétention de prévenir la syphilis.

Nous nous efforcerons surtout de donner un développement suffisant à l'étude de l'hygiène individuelle du syphilitique, réservant pour terminer quelques pages à l'indication des grandes lignes de l'hygiène générale.

Tout ce que comprend l'hygiène individuelle dans la syphilis peut être enfermé dans trois divisions : la première ayant trait à la prophylaxie envisagée sous tous les aspects que nous avons indiqués plus haut, la seconde se rapportant aux soins hygiéniques proprement dits et comprenant aussi bien l'hygiène morale que l'hygiène physique, la troisième ayant pour objet l'étude de l'emploi des eaux minérales dans la syphilis.

I. — PROPHYLAXIE

CHAPITRE II

Prophylaxie individuelle de la syphilis.

Les instructions prophylactiques contre la syphilis peuvent se diviser en deux groupes : 1° Conseils pour ne pas contracter la maladie. — 2° Recommandations pour ne pas la transmettre.

1° *Conseils pour ne pas contracter la syphilis.* — Bien qu'il soit certain aujourd'hui que bon nombre de cas de syphilis ne soient pas d'origine vénérienne, l'abstention de tout rapport sexuel constituerait cependant une garantie excellente. Mais il est rare de rencontrer des sujets qui redoutent cette affection au point d'accepter une chasteté absolue de durée indéterminée.

Il existe cependant une période pendant laquelle il est nécessaire d'interdire à un sujet indemne de s'exposer à contracter la syphilis;

ce sont les mois qui précèdent un mariage, surtout les deux derniers; car cette période de soixante jours représente à peu près le maximum de durée de l'incubation du chancre infectant. Un exemple, parmi beaucoup d'autres, montrant tous les dangers des adieux à la vie de garçon, est rapporté par Mauriac dans son livre sur le traitement de la syphilis. Il s'agit d'un Anglais, qui, pour avoir négligé la fidélité qu'il devait à sa fiancée, eut un chancre qui apparut le lendemain de ses noces et transmit la syphilis à sa femme.

Nous verrons plus loin que la longueur de la période d'incubation constitue encore un véritable péril lorsqu'il s'agit de syphilis transmise d'un nourrisson à sa nourrice.

Il faut aussi proscrire tout rapport sexuel lorsqu'on constate la moindre écorchure des organes génitaux; la plus petite exulcération traumatique, la moindre vésicule d'herpès offrant des portes d'entrée tout ouvertes à l'infection.

Un préjugé encore assez répandu consiste à croire que le coït *ab ore* offre moins de dangers au point de vue de la contamination que le coït normal, comme si les lèvres, la langue, le voile du palais, les amygdales n'étaient pas aussi fréquemment le siège de syphilides ulcéreuses que les organes génitaux.

Les rapports prolongés et répétés sont les plus dangereux à cause des écorchures qu'ils déterminent souvent et qu'il faut soigneusement éviter, car elles augmentent beaucoup les chances d'infection.

Pour diminuer les dangers du coït il existe des règles tellement élémentaires qu'il est inutile de les décrire longuement : les ablutions simples ou savonneuses, les lavages à l'aide d'une solution antiseptique, de préférence avec de la liqueur de Van Swieten, l'application sur les parties exposées de corps gras ou mieux de vaseline, enfin l'emploi de préservatifs en caoutchouc ou en baudruche. La plupart de ces moyens prophylactiques ne donnent pas de résultat certain, bien que leur emploi ne doive pas être négligé. Les lavages, même lorsqu'ils ont immédiatement suivi le rapport et quelles qu'aient été leur abondance et leur nature, n'ont pu dans bien des cas empêcher l'infection ; l'observation de Jullien, que nous avons déjà signalée (p. 63), en est un exemple. Le condom recouvre à peu près le pénis, mais ne préserve ni le pubis, ni le périnée, ni les bourses ni le reste du corps.

On a souvent préconisé l'application de préparations mercurielles, sur les régions exposées, à titre préventif, dans le but d'empêcher la pénétration du virus syphilitique. Bodin[1] a même démontré que la pommade au calomel déposée à la surface des chancres infectants y diminue le nombre des tréponèmes ou même les fait complètement disparaître. Metchnikoff et Roux[2] inoculèrent 12 singes avec du virus syphilitique, puis, d'une heure à dix-huit heures après, ils firent au point d'inoculation des frictions pendant 5 à 10 minutes avec la pommade suivante :

Calomel....................	33 gr.
Lanoline....................	67 —
Vaseline	10 —

Dans les 12 cas cette première inoculation resta sans effet, alors que des inoculations ultérieures non suivies de frictions mercurielles furent suivies chez ces mêmes animaux de l'apparition de chancres syphilitiques.

Cette expérience fut renouvelée avec succès chez un homme qui fut frictionné à la pommade

1. Bodin, *Annales de Dermatologie*, 1905, p. 987.
2. Metchnikoff et Roux, *Annales de l'Institut Pasteur*, 1905 p. 673.

au calomel pendant cinq minutes une heure après l'inoculation de virus syphilitique et resta indemne, tandis que des singes témoins inoculés avec le même virus, mais non frictionnés, contractaient la syphilis.

Malgré les réserves de Neisser et de quelques auteurs, ces applications prophylactiques semblent très recommandables. Malheureusement l'incurie et la négligence de la plupart de ceux qui s'exposent à contracter la syphilis, empêcheront de longtemps que cette précaution pénètre dans la pratique courante.

Un procédé prophylactique qui n'est pas encore sorti du domaine de l'expérimentation a été indiqué par Metchnikoff, Roux et Salmon [1]. Des injections de faibles doses d'atoxyl (0 gr. 15) faites plusieurs jours (jusqu'à quinze jours) après l'introduction du virus syphilitique ont réussi chez le singe à empêcher l'apparition du chancre. Les mêmes animaux inoculés à nouveau plus tard prirent la syphilis.

Les autres traitements abortifs de la syphilis ne paraissent pas avoir grande efficacité. Peut-être faudrait-il faire exception pour la méthode

1. Metchnikoff, Roux et Salmon, *Rapport au Congrès international de Berlin*, 1907.

de Bacelli (injection intra-veineuse de sublimé) préconisée par Tommasoli et qui a au moins l'avantage d'être rationnelle et de s'accorder avec ce que nous savons aujourd'hui de la généralisation rapide du virus dans l'organisme très peu de temps après l'infection. Neisser[1] a en effet montré sur les singes que l'extirpation du point d'inoculation pratiquée quelques heures après l'infection ne suffit pas à empêcher l'apparition du chancre; que le sang peut déjà être virulent dès le 5e jour de la période d'incubation primaire; que les organes hématopoïétiques contiennent du virus syphilitique dès cette incubation première, notamment la rate qui s'est montrée virulente quatorze jours seulement après l'inoculation. Le virus syphilitique s'est donc généralisé dans l'organisme longtemps avant l'apparition du chancre, ce qui rend illusoires les méthodes abortives qui procèdent par la destruction de l'accident primitif et notamment l'excision du chancre.

Le sang du syphilitique contient parfois le contage de la maladie; il faut donc éviter tout rapport avec une femme pendant la période

1. A. Neisser, *Die experimentelle Syphilisforschung*. Berlin, Springer, 1906.

menstruelle. Si théoriquement la salive du syphilitique n'est pas virulente lorsqu'elle est à l'état de pureté, dans la pratique elle peut être si souvent contaminée par les produits de sécrétion d'une syphilide buccale, même imperceptible, qu'il est prudent d'éviter le baiser de bouche à bouche, et d'une façon générale tout contact pouvant être souillé par la salive.

Il est aisé de s'assurer dans les hôpitaux spéciaux de la remarque suivante : parmi les prostituées de bas étage, comme parmi les femmes galantes, les plus dangereuses au point de vue de la transmission de la syphilis sont les plus jeunes; celles-ci sont presque toutes récemment infectées et par conséquent en pleine période contagieuse. Les femmes qui ont dépassé vingt-cinq ans sont à peu près fatalement contaminées depuis plusieurs années et par suite sont moins dangereuses.

Schperk a fait, à ce propos, une intéressante étude sur les chances proportionnelles qu'on a de prendre la syphilis avec une fille publique suivant son âge. D'après ses recherches, à partir de vingt-cinq ans, tout le personnel des maisons de tolérance est infecté et devient de moins en moins dangereux à mesure qu'augmente l'âge des prostituées et par conséquent que la syphilis vieillit. Voici le tableau qu'il a établi :

Si la femme est âgée de 15 à 20 ans, on a 50 0/0 de chances de contracter la syphilis.

De 20 à 25	ans	18	—
— 25 à 30	—	16	—
— 30 à 35	—	6	—
— 35 à 40	—	chances très faibles.	

Au-dessus de 40 ans, chances nulles.

Nous avons vu que la syphilis d'origine non vénérienne pouvait être transmise par des instruments chirurgicaux, des rasoirs, des objets de toilette, etc.; c'est à chacun d'exiger qu'on pratique en sa présence une désinfection suffisante de ces objets, avant d'en faire usage. De même on ne devrait jamais porter à sa bouche, avant de les avoir aseptisés, une foule d'objets qui peuvent servir de véhicule à l'agent d'infection et pour l'énumération desquels nous renvoyons au chapitre traitant de la contagion médiate.

2° *Recommandations pour ne pas transmettre la syphilis.* — Ici encore la meilleure instruction consisterait à interdire tout rapport sexuel. Cependant, s'il faut être irréductible sur ce point vis-à-vis de syphilitiques porteurs d'accidents contagieux et leur interdire même de partager le lit d'une autre personne, la contamination s'étant faite dans quelques cas par l'intermédiaire des draps, il est bien difficile d'obtenir une abstinence complète, en l'absence de toute manifestation pendant la longue durée de la période dangereuse de la syphilis. Il faut alors recommander à ces malades de se surveiller attentivement en leur imposant l'obligation de se faire fréquemment examiner par un médecin; leur rappeler que les lésions syphilitiques les plus dangereuses sont celles qui sont humides ou sanguinolentes; que sous cette forme elles gardent leur caractère de contagiosité, même lorsque l'accident primitif remonte déjà à un grand nombre d'années; que leur sang en l'absence de toute manifestation syphilitique, peut transmettre la maladie, ce qui rend dangereux, l'écoulement menstruel, les écorchures et les moindres lésions excoriées alors même qu'elles ne sont pas de nature spécifique.

Ce n'est pas seulement le sang du syphilitique qui est dangereux, mais encore la plupart de ses produits de sécrétion et en particulier la salive, qui s'infecte au contact de syphilides buccales. Aussi l'infection transmise par les lèvres, dans l'acte du baiser, est-elle fréquente; il faut en signaler la possibilité au malade, lui recommander de s'abstenir de toute caresse de cette nature. C'est le baiser qui crée la plupart des épidémies familiales de syphilis, c'est à lui que sont dues la plupart des syphilis acquises dans le jeune âge. Il faut encore être mis en garde contre la virulence d'autres sécrétions, le lait, qui peut être mélangé à des produits d'exsudation spécifique, et aussi le sperme, car s'il peut déterminer la syphilis héréditaire c'est qu'il contient dans certains cas l'agent de transmission de la maladie.

Il va de soi que, dans ses rapports sexuels, le syphilitique doit multiplier les soins de protection que nous avons déjà indiqués.

Dans la vie courante il doit s'attacher à ne jamais infecter un objet inerte qui peut ensuite passer aux mains d'un sujet sain; aux repas notamment, pendant toute la période dangereuse, il se fera réserver un verre et un couvert spéciaux.

CHAPITRE III

Prophylaxie de la syphilis dans le mariage.

La prophylaxie dans le mariage est une des questions les plus importantes de l'hygiène de la syphilis. Les conséquences de la pénétration de la syphilis dans un ménage sont en effet terribles. Un sujet syphilitique peut contaminer son conjoint et transmettre sa maladie à ses enfants.

Si c'est l'homme qui importe la maladie dans le ménage, comme il arrive le plus souvent, la femme est menacée de deux côtés; non seulement elle peut prendre la syphilis de son mari, mais encore elle peut être infectée par l'enfant qu'elle porte dans son sein, elle est exposée aux risques de la syphilis par conception.

La syphilis de l'un des conjoints ou des deux, frappe souvent leur descendance sous forme de syphilis héréditaire précoce ou tardive; parfois les expressions de cette hérédité morbide se manifestent sous un grand nombre de modalités différentes : avortements ou accouchements prématurés ; mort de l'enfant peu de temps après sa naissance par athrepsie, débilité native, accidents pulmonaires, convulsions, méningites; idiotie, hydrocéphalie, lymphatisme; prédisposition spéciale au rachitisme ou à la scrofule.

Ces dangers étant connus, il faut envisager comment on peut les éviter et, dans cet examen, nous ne pouvons mieux faire que de suivre la division adoptée par Fournier[1] et de passer en revue successivement les conseils à donner avant le mariage et après le mariage.

Conseils avant le mariage. — Un syphilitique demandant à son médecin s'il peut se marier, celui-ci doit prendre en considération plusieurs points : le mariage d'un syphilitique ne peut être autorisé que s'il ne peut contaminer son conjoint, s'il ne peut infecter ses enfants par hérédité, si sa santé n'est pas trop profondément atteinte par la maladie pour que son avenir en soit compromis.

Le mariage sera absolument interdit au syphi-

1. Fournier, *Syphilis et mariage* (2e édition), 1890.

litique tant qu'il ne remplira pas les conditions suivantes :

1° Absence d'accidents spécifiques;

2° Age avancé de la syphilis;

3° Stade d'immunité au delà des dernières manifestations spécifiques;

4° Bénignité de la syphilis;

5° Traitement spécifique suffisant.

C'est là ce que Fournier appelle les conditions d'admission du syphilitique au mariage.

1° L'absence d'accidents spécifiques ne vise pas seulement les manifestations de la syphilis qui sont sûrement contagieuses, mais encore n'importe quelle manifestation de la maladie, car elle révèle que le danger est toujours menaçant. D'ailleurs la syphilis, si elle a moins de chance d'être transmise à la femme par l'intermédiaire d'accidents tertiaires, peut frapper les enfants par hérédité même aux périodes les plus avancées de la maladie lorsqu'elle est restée vivace.

2° L'ancienneté de la syphilis offre déjà une bonne garantie, car ce n'est guère que dans les premières années, pendant la période secondaire, que surviennent les accidents sûrement contagieux. Fournier déclare qu'au point de vue de l'hérédité, dans les cas où il a vu la syphilis passer directement du père à l'enfant, sans contamination de la mère, il a fait cette remarque que toujours l'infection paternelle était de date assez récente, c'est-à-dire ne dépassait pas au maximum trois ou quatre années. L'âge de la syphilis a la même influence sur l'hérédité maternelle ou l'hérédité mixte. Aussi s'accorde-t-on à ne tolérer le mariage du syphilitique qui remplit la condition du premier paragraphe et celles des suivants que lorsque sa syphilis est déjà vieille de quatre ans[1]. Ce n'est là qu'un délai minimum qui ne donne pas une garantie absolue contre la syphilis héréditaire et même contre la syphilis par contagion directe. Cependant presque tous les mariages conclus à ce moment de la syphilis restent indemnes.

3° Il faut encore que le syphilitique n'ait eu aucune manifestation depuis une longue période, ce qui démontre que la syphilis est au moins à son déclin, sinon complètement éteinte. Fournier fixe la durée de cette période d'immunité préma-

1. D'une enquête internationale publiée en 1907 par Civatte dans les *Annales de Dermatologie*, il résulte que la plupart des syphiligraphes acceptent les conditions prescrites par Fournier pour l'admission des syphilitiques au mariage. Quelques-uns (Hutchinson, Jadassohn, de Amicis) pensent que la syphilis de la femme reste plus longtemps dangereuse pour la descendance que celle de l'homme.

trimoniale à un minimum de dix-huit mois à deux ans.

4° Il est évident que la bénignité même de la syphilis sera un facteur de succès dont il faut tenir compte. Cependant il ne faut pas considérer que cette bénignité soit un gage de sécurité absolue, s'il ne s'y joint d'autres garanties, surtout celle d'un traitement bien conduit, pendant un temps suffisamment long. En revanche il faut être circonspect lorsqu'il s'agit d'une syphilis maligne, soit par la répétition des accidents, soit par leur nature, soit par leur localisation, particulièrement celle sur les centres nerveux, soit par le terrain sur lequel elle évolue (scrofule ou alcoolisme).

5° Enfin il est de toute nécessité que le malade se soit soumis à un traitement spécifique suffisant et suffisamment prolongé, et qu'il ait fait la preuve que ce traitement se montrait chez lui toujours efficace. Car c'est dans le traitement que se trouve la véritable sauvegarde du syphilitique contre les risques personnels, contre la contamination, contre l'hérédité. Il convient donc de ne permettre le mariage à un sujet syphilitique qui se sera mal traité, soit par intolérance des médicaments, soit le plus souvent par négligence, qu'après l'avoir soumis à plusieurs reprises au traitement mixte.

En résumé il faut autant que possible qu'un syphilitique remplisse les cinq conditions que nous venons de passer en revue pour qu'on puisse lui permettre de songer au mariage. Il y a cependant encore une réserve à faire au point de vue de l'avenir personnel du syphilitique. Ne doit-on pas détourner du mariage un malade sur lequel on porte un pronostic défavorable soit à cause de l'état de déchéance physique dans lequel l'a laissé la syphilis, soit à cause de la gravité spéciale de certains accidents qu'il a présentés? « Pour ma part, dit Fournier, je détournerai énergiquement de tout projet conjugal un homme qui, même guéri, m'accuserait dans son passé des accidents non douteux d'encéphalopathie spécifique, tels que : accès épileptiques, ictus apoplectiformes, hémiplégie, troubles intellectuels, etc. »

Pour obtenir du syphilitique qu'il se conforme aux conditions d'admissibilité au mariage que nous venons d'énumérer, il faut lui faire remarquer le caractère temporaire de l'interdiction dont on le frappe, lui montrer qu'il reprendra après le temps assigné sa part des privilèges communs et pourra se marier sans contaminer sa femme et avoir des enfants sains et bien portants. Mais en même temps, pour bien lui faire comprendre toute l'importance de ces prescriptions qui lui semblent trop sévères, il faut faire énergiquement ressortir tous les dangers auxquels il s'expose s'il en enfreint une seule.

Conseils après le mariage. — Si le sujet syphilitique n'a pas pu s'astreindre à observer l'interdiction au mariage et qu'il soit entré en ménage avant le délai de rigueur de quatre ans, soit par coupable légèreté, soit par ignorance, se croyant guéri, il lui arrive souvent de voir apparaître à nouveau des manifestations spécifiques et de recourir à son médecin. Il en est de même de celui qui contracte la syphilis après le mariage dans une aventure extra-conjugale. Quelles sont, dans ce cas, les instructions prophylactiques que doit lui donner le médecin?

Lorsque l'autre conjoint est demeuré sain, il faut tout d'abord prescrire au malade un traitement mercuriel intensif, à doses plus massives que dans les cas ordinaires, pour tâcher d'obtenir une guérison plus rapide des accidents actuels et s'efforcer de supprimer séance tenante les foyers de contagion en cautérisant énergiquement les manifestations humides dont il est porteur, érosions ou ulcérations. L'application de pommade au calomel sur les lésions, quand elle est possible, diminuera la virulence de ces syphilides et par suite le danger de contagion.

Il faut le guérir vite non seulement pour lui, mais surtout pour l'autre conjoint, qui du fait des contacts incessants de la vie matrimoniale est exposé à chaque instant à la contamination. Il faut lui recommander de cesser tout rapport conjugal tant qu'il aura quelque accident spécifique, la plus petite plaie, la plus légère excoriation pouvant contenir l'agent de contagion, sur quelque point de la surface cutanée ou muqueuse qu'elles siègent; lui rappeler qu'il peut communiquer la syphilis, en dehors de tout rapport sexuel, et par conséquent qu'il est dangereux pour tous ceux qui l'approchent, le contact le plus innocent pouvant déterminer une inoculation de la maladie. Si c'est le mari qui est syphilitique, et que la femme soit restée indemne, elle peut encore être infectée du fait d'une grossesse, en contractant une syphilis par conception. Il faut donc à tout prix éviter cette grossesse, d'autant qu'elle soumettrait l'enfant qui naîtrait à tous les risques de l'hérédo-syphilis.

Bien que le danger ne menace plus que l'enfant, la grossesse ne doit pas moins être proscrite dans le cas où le mari et la femme sont tous deux syphilitiques.

Il est alors une règle absolue, que le médecin doit essayer d'imposer en usant de toute l'autorité qu'il exerce sur son client, en faisant appel à son honneur, à sa conscience et à ses intérêts mêmes; il faut à tout prix le décider à renoncer à tout coït fécondant. Il importe de bien lui faire observer que si c'est pendant les poussées actives de l'infection syphilitique que la syphilis se transmet héréditairement, elle peut le faire encore lorsque la syphilis est latente et ne se révèle par aucune manifestation apparente.

Quel que soit le conjoint qui soit primitivement atteint, les dangers sont équivalents, car si la transmission héréditaire est plus constante lorsque c'est la mère qui est syphilitique, la syphilis du père menace à la fois le fœtus d'hérédo-syphilis, et la mère de syphilis par conception.

Si les conjoints sont incapables de se soumettre à cette interdiction absolue du coït fécondant, il reste encore une ressource pour tenter de diminuer les chances de contamination héréditaire, c'est de maintenir celui qui est infecté sous l'influence du traitement mercuriel intensif, pour neutraliser autant que possible les effets de l'hérédité dans le cas d'une fécondation possible. Comme le dit Mauriac : « Dans les ménages entachés d'une syphilis qui n'a pas dépassé la troisième année, le mercure devrait faire pour ainsi dire partie de l'alimentation quotidienne pour que la progéniture fût sauvegardée ».

Si, malgré les instructions pressantes du médecin, ses conseils n'ont pas été suivis et si la fécondation a été opérée dans un ménage où l'un des deux conjoints ou même tous deux sont syphilitiques, il sera encore possible dans quelques cas de prévenir l'influence désastreuse de l'hérédité en instituant un traitement mercuriel prophylactique.

Lorsque la mère est syphilitique, que son mari soit ou non également infecté, on ne saurait contester l'opportunité de ce traitement. Nous ne sommes plus à l'époque où on accusait le mercure de nuire à la conception et de déterminer la mort intra-utérine du fœtus et les avortements ou accouchements prématurés. Tous ces accidents de la grossesse des syphilitiques ne peuvent être attribués qu'à la syphilis elle-même, puisqu'on voit couramment leur disparition coïncider avec l'administration du traitement spécifique. Ces principes s'appliquent aussi bien à la mère devenant syphilitique au cours de la grossesse qu'à celle qui était déjà infectée auparavant.

Si le père est syphilitique et si la mère restée saine devient enceinte, l'application du traitement mercuriel prophylactique nous semble également indiquée, bien qu'elle ne soit pas acceptée par quelques auteurs, qui ont de la répugnance à y soumettre une femme saine et un enfant qui ne sera peut-être pas contaminé.

Cependant les inconvénients du traitement sont assurément négligeables, même dans l'hypothèse la plus favorable pour la mère et pour l'enfant, si on met en balance le bénéfice incontestable qu'on peut retirer d'une intervention précoce, chez un enfant qui n'a pu échapper à la contamination héréditaire, et chez une mère infectée par conception. Il n'y aurait guère, d'après Fournier, d'exception admissible à cette règle que dans le cas de grossesse d'une femme saine dont le mari serait syphilitique, mais qui, malgré cela, aurait eu déjà une ou plusieurs grossesses heureuses, terminées par la naissance d'enfants bien portants. L'hérédité syphilitique ne s'étant pas exercée précédemment, il est très probable qu'elle restera inoffensive vis-à-vis de l'enfant actuel.

On peut établir comme règle qu'on peut renoncer à toutes les mesures prophylactiques précédentes si la syphilis est vieille de plus de quatre ans, si les manifestations spécifiques n'ont pas reparu depuis dix-huit mois au moins, si les accidents n'ont pas présenté de caractères de confluence, de répétition, de résistance ou de gravité spéciales, si le traitement spécifique a été bien institué et suffisamment prolongé.

CHAPITRE IV

Prophylaxie de la syphilis dans l'allaitement.

Lorsqu'on étudie les cas d'infection syphilitique dus à l'allaitement, on voit que la maladie peut être transmise du nourrisson à la nourrice ou inversement de la nourrice au nourrisson.

Le premier cas, la contamination de la nourrice par le nourrisson, a une importance prépondérante, car le plus souvent la syphilis fait tache d'huile, produit de véritables épidémies; un seul enfant peut ainsi transmettre sa maladie à sept personnes, comme dans le cas de Petrini, à dix-huit personnes, comme dans l'épidémie observée par Ricordi. De plus les cas de transmission de la syphilis du nourrisson à la nourrice sont beaucoup plus fréquents que ceux dans lesquels c'est l'enfant qui est infecté par sa nourrice. Cette fréquence est affirmée par Fournier[1], par Mikhaïloff[2]. Ce dernier, dans le gouvernement de Moscou, en trois années, de 1884 à 1886, a relevé 136 cas d'infection de nourrices par des enfants syphilitiques contre 14 cas de transmission de la syphilis aux nourrissons par leur nourrice.

Nous passerons en revue les mesures prophylactiques destinées à sauvegarder la santé de la nourrice d'abord, celle de l'enfant ensuite.

Mesures prophylactiques destinées à protéger la nourrice. — Il n'est pas étonnant que le nombre des nourrices infectées par leur nourrisson soit relativement considérable, car les enfants sont le plus souvent confiés à la nourrice dès leur naissance, ils sont alors presque tous sains en apparence, les premières manifestations de l'hérédo-syphilis n'apparaissant souvent qu'au bout d'un, de deux et même de trois mois.

Quelles garanties donne-t-on à la nourrice contre la syphilis? La loi Roussel protège dans une certaine mesure celles qui prennent un nourrisson pour l'élever chez elles; des visites faites par un médecin inspecteur des enfants du premier âge, une fois par semaine, pendant les deux

1. Fournier, *Hérédité syphilitique.*
2. Mikhaïloff, *Congrès des médecins russes*, janvier 1891.

premiers mois, une fois par mois ensuite, permettent de surveiller l'état de santé de l'enfant et de supprimer l'allaitement au sein dès l'apparition des premières manifestations. On a bien proposé aussi d'exiger des parents, qui veulent faire allaiter leur enfant par une nourrice, soit une déclaration d'honneur, soit une déclaration médicale attestant qu'ils sont indemnes de syphilis; mais cette mesure ne peut guère être mise en pratique, à cause des impossibilités matérielles qui en entraveraient l'application.

Les cas où le médecin est appelé à intervenir se réduisent en général aux deux alternatives suivantes : ou bien l'enfant est suspect de syphilis, ou bien il est nettement syphilitique.

Si l'enfant est suspect de syphilis, c'est généralement un enfant sain en apparence, mais dont l'un des parents est syphilitique et a avoué sa syphilis au médecin; parfois c'est un enfant qui présente des symptômes dont la spécificité n'est pas certaine, du coryza, par exemple, et dont les parents sont suspects ou inconnus. On sait que la mère ne peut pas être contaminée, si son enfant est hérédo-syphilitique; il faudra donc exiger l'allaitement par la mère chaque fois qu'il sera possible.

Dans le cas où les parents voudraient recourir à l'allaitement par une nourrice, il faut l'interdire; enfin si l'allaitement par une nourrice est déjà commencé, il faut le suspendre. On a alors recours à l'allaitement artificiel soit par les animaux, la chèvre ou l'ânesse, soit par le lait stérilisé.

D'après Fournier on doit tenir ces enfants suspects en observation trois mois au moins ou même quatre mois; au bout de ce temps on a de très fortes présomptions (mais rien que des présomptions) d'admettre qu'ils ne sont pas syphilitiques. Alors, si c'est la mère qui allaite et qu'elle soit incapable de continuer, ou encore si c'est à l'allaitement artificiel qu'on a eu recours et qu'il soit mal toléré, on peut autoriser l'allaitement par une nourrice saine, à condition de surveiller pendant longtemps le nourrisson.

Si l'enfant est manifestement syphilitique, l'allaitement par la mère est encore la meilleure solution, puisqu'elle est à l'abri de l'infection. Dans le cas où l'enfant est allaité par une nourrice, on trouve celle-ci saine en apparence ou bien déjà infectée.

Quand la nourrice est encore saine en apparence, il faut suspendre immédiatement l'allaitement, mais se bien garder de la renvoyer. Comme le conseille Fournier il faut au contraire obtenir des parents qu'ils fassent tous les sacrifices nécessaires pour l'utiliser comme nourrice sèche, et même, si c'est possible, il serait très avantageux qu'elle conservât son lait en donnant le sein à des petits chiens. En effet, cette nourrice en apparence saine, au moment où on constate l'hérédo-syphilis chez son nourrisson, peut déjà être en incubation de syphilis. En la gardant ainsi en observation pendant deux mois, on acquerra la certitude ou bien qu'elle a été infectée, et alors on a évité qu'elle transmît la syphilis à un second nourrisson, en se plaçant dans une autre famille, et on peut l'autoriser sans inconvénient à donner de nouveau le sein à son premier nourrisson; ou bien qu'elle est restée saine et alors elle peut allaiter sans danger un enfant sain.

Lorsqu'on ne peut parvenir à conserver la nourrice saine en apparence, auprès d'un enfant dont l'hérédo-syphilis vient d'être constatée, le médecin doit user de toute son autorité auprès des parents pour qu'ils avertissent la nourrice du mal qui la menace, des dangers auxquels elle exposerait un nouveau nourrisson, si elle en prenait un, et de la nécessité de rester de six semaines à deux mois en observation.

Dans le cas où la nourrice est déjà infectée lorsqu'on constate la syphilis de l'enfant, le mieux est que les parents lui disent toute la vérité et l'indemnisent pour la conserver à son nourrisson, qui ne peut pas trouver de meilleure nourrice. Les nourrices syphilitiques sont en effet bien précieuses, pour les hérédo-syphilitiques qui ne peuvent être allaités par leur mère. Malheureusement il est à peu près impossible d'en trouver lorsqu'on en a besoin, aucun bureau de placement, aucune administration ne se chargeant d'en indiquer. A leur défaut, on est encore obligé de recourir à l'allaitement artificiel par les animaux ou le lait stérilisé.

Lorsque l'enfant a été nettement reconnu hérédo-syphilitique, on ne permettra sous aucun prétexte son allaitement par une nourrice saine, alors même que toute manifestation aurait disparu et qu'il semblerait guéri. On serait en effet à la merci du retour des accidents et ce serait exposer la nourrice à une infection presque certaine.

Mesures prophylactiques destinées à protéger le nourrisson. — Nous avons vu que les cas de contagion de la nourrice au nourrisson sont rares. Cependant quelque exceptionnels qu'ils puissent être on ne saurait prendre trop de précautions pour les prévenir.

Dès la naissance de l'enfant, le médecin doit le protéger contre la syphilis. S'il doit être nourri au sein et ne peut l'être par sa mère, il faut immédiatement pratiquer un examen complet de la nourrice qu'on lui destine. Toute famille soucieuse de la santé de son enfant doit faire examiner par un médecin la nourrice, avant de lui confier l'enfant.

Les nourrices prises à Paris dans un bureau de placement présentent déjà une garantie, car la loi Roussel les oblige à se munir d'un certificat délivré par un médecin spécial de la préfecture de police, attestant qu'elles ne paraissent atteintes d'aucune maladie contagieuse. Malgré toute la valeur de ce certificat, le médecin ne devra pas moins les examiner complètement, comme les femmes qui n'en sont pas munies, car des manifestations spécifiques qui n'existaient pas au moment du premier examen médical ont pu se produire depuis.

Il faut passer en revue toute la surface des téguments, particulièrement les seins, et rechercher la syphilide pigmentaire du cou, inspecter le cuir chevelu, les orifices des cavités naturelles, l'intérieur de la bouche et du pharynx; palper les ganglions inguinaux et occipitaux; on doit interroger la nourrice sur ses antécédents personnels, sur ceux de son mari, sur ses grossesses antérieures, sur le terme auquel se sont faits les accouchements, sur la santé des enfants qu'elle a mis au monde; une série d'avortements ou d'accouchements prématurés successifs constituent une forte présomption de syphilis ou de tuberculose chez l'un des conjoints, de même que la mort constante des enfants avant la naissance ou peu de temps après. Il est surtout de première importance de se faire présenter l'enfant qu'elle allaite au moment où elle s'offre comme nourrice. Encore cet examen ne donne-t-il pas toute garantie, car on a pu prêter à la nourrice un enfant sain, le sien étant malade et par suite ne pouvant être montré. Il est bon, suivant le conseil de Diday, de s'assurer que l'enfant tette réellement cette nourrice.

A la suite de cet examen deux cas se présentent : ou bien la nourrice est manifestement syphilitique ou simplement suspecte; ou bien la nourrice ne présente aucun signe de syphilis.

Si la nourrice est syphilitique ou suspecte, il suffit

de ne pas la prendre, car cette nourrice est dangereuse non seulement par le fait du contact intime de l'allaitement, mais encore, dans l'hypothèse où les seins resteraient toujours indemnes, par le fait que tous les accidents de la syphilis secondaire, quelle que soit leur localisation, sont contagieux et que, par exemple, la plus petite plaque muqueuse des lèvres peut contaminer l'enfant par un baiser.

Il y a cependant une exception à cette règle; c'est le cas où la mère nourrit et où sa syphilis est antérieure à la naissance de l'enfant. On sait que la syphilis de la mère n'entraîne pas fatalement l'infection du fœtus *in utero*, surtout si la syphilis de la mère a été contractée dans les derniers mois de la grossesse, alors que le père était sain au moment de la fécondation (Neumann [1]).

Il s'est produit dans ce cas une véritable vaccination et, comme le déclare Fournier [2] : « Un enfant né sain, bien qu'issu de parents syphilitiques, n'a jamais pris la syphilis de sa mère, en tétant sa mère. Quant à moi je déclare n'avoir jamais rien vu de semblable, je déclare ne pas connaître un seul exemple d'une mère syphilitique ayant

1. Neumann, *Wiener Klin.*, 4 novembre 1889.
2. Fournier, *Syphilis et mariage*, 1890, p. 331.

engendré un enfant sain, puis l'infectant ensuite en lui servant de nourrice. » Cependant Mauriac élève des doutes sur l'innocuité certaine de l'allaitement d'une mère devenue syphilitique dans les deux derniers mois de sa grossesse. Il va de soi que, si la mère a contracté la syphilis après la naissance de l'enfant, il faut interdire l'allaitement par la mère, car on se retrouverait dans les conditions d'un enfant sain allaité par une nourrice syphilitique.

Dans certains cas, cependant, on peut laisser nourrir l'enfant par une syphilitique, lorsque celle-ci est atteinte depuis plusieurs années, trois ou quatre années au minimum. Mais il faut pour cela que l'exclusion de la nourrice présente des inconvénients considérables, car on ne doit pas oublier que, même lorsque la syphilis est ancienne, il peut survenir des accidents contagieux. Dans ce cas on surveillera surtout minutieusement les mamelons et la muqueuse buccale de la nourrice.

Lorsque la nourrice ne présente aucun signe de syphilis et que ses antécédents sont excellents, on n'a pas encore des garanties absolues contre la contamination de l'enfant. En effet, Dron (de Lyon) et Fournier ont les premiers attiré l'attention sur le danger des nourrices en incubation de syphilis. Voici comment se présentent les faits, la plupart du temps : une nourrice saine allaite un premier enfant, cet enfant est hérédo-syphilitique; au bout de quelque temps la nourrice est séparée de l'enfant, soit qu'il meure, soit que l'allaitement ait été suspendu, sur les conseils d'un médecin qui a constaté l'état du nourrisson. Or cette nourrice a été contaminée; mais comme l'incubation du chancre syphilitique est en général de trois à cinq semaines, pendant un long espace de temps elle pourra se considérer et être considérée par tous comme saine, se présenter à un bureau de placement, obtenir un certificat médical favorable et être admise dans une nouvelle famille à allaiter un second enfant. Quelque temps après elle aura un chancre infectant du sein et avant qu'il ait été reconnu, aura eu de grandes chances d'infecter son second nourrisson.

Quelles pourraient être les mesures prophylactiques efficaces pour parer à ce danger des nourrices en incubation de syphilis? Nous avons déjà signalé avec quels soins le médecin chargé du choix d'une nourrice doit s'assurer de l'état de santé du nourrisson qu'elle quitte; nous avons indiqué plus haut la conduite que doit tenir un médecin lorsqu'il reconnaît qu'un enfant est hérédo-syphilitique et que sa nourrice paraît encore saine; on sait qu'en pareil cas, pour éviter les dangers du placement auprès d'un second nourrisson, de cette nourrice, qui peut être en incubation de syphilis, il faut, suivant le conseil de Fournier, s'attacher à obtenir des parents qu'ils la conservent auprès d'eux, comme nourrice sèche, ou si la nourrice ne peut rester, qu'ils l'avertissent des dangers qu'elle peut faire courir à un nouveau nourrisson.

C'est là à peu près tout ce qu'on peut faire; on a bien proposé d'exiger des certificats médicaux attestant l'état de santé du dernier nourrisson auquel la nourrice a donné le sein; mais cette mesure est en l'état actuel bien difficile à appliquer dans la pratique.

Dans le cas où l'allaitement est déjà commencé et où le médecin constate que la nourrice est syphilitique, deux cas peuvent se présenter, et suivant chacun d'eux la conduite à tenir sera différente :

1° La nourrice et l'enfant ont chacun des manifestations syphilitiques. Il ne faut pas hésiter alors à continuer l'allaitement par cette nourrice, quelles que soient les répugnances des parents; car on ne peut prendre une nourrice saine de peur de l'infecter; quant à chercher une autre nourrice syphilitique, on n'y peut songer à cause de la difficulté extrême qu'il y a à en trouver; enfin, l'allaitement artificiel ne donne pas de garanties suffisantes au point de vue de la santé de l'enfant.

2° La nourrice a des syphilides, mais le nourrisson paraît encore sain. Il est évident que celui-ci a de grandes chances d'être déjà infecté et de se trouver en incubation de syphilis; il peut cependant, par extraordinaire, avoir échappé à la contagion. On ne peut donc se refuser à faire bénéficier l'enfant de cette très faible chance. Il faut alors suspendre l'allaitement par la nourrice et soumettre le nourrisson à l'allaitement artificiel pour ne pas augmenter les risques de la contamination, au cas où il ne l'aurait pas déjà subie. Mais il faut garder la nourrice et lui conserver son lait, en la faisant téter par de jeunes chiens (Fournier); car on sera trop heureux de recourir à son lait, si, quelque temps après, les premières manifestations de la syphilis se montrent chez l'enfant. Si, au contraire, au bout de six à sept semaines l'enfant est resté indemne, c'est qu'il a échappé à la contagion et qu'il peut être, comme tout enfant sain, confié sans danger à une nourrice saine.

Une nourrice saine peut donner la syphilis à l'en-

fant qu'elle allaite par contagion médiate. — On comprend aisément le mécanisme de ce mode d'infection, qui est moins rare qu'on pourrait le croire. Le plus souvent la nourrice a donné accidentellement le sein à un enfant étranger et cet enfant s'est trouvé hérédo-syphilitique ; un peu de salive chargée du contage syphilitique est restée sur le mamelon et a infecté le nourrisson sain pendant la tétée suivante. Dans d'autres cas ce sont des attouchements ou des baisers d'un syphilitique, la succion du sein pratiquée par une matrone infectée dans le but de faire ressortir le mamelon, qui ont laissé l'agent infectieux au point où l'enfant viendra le recueillir. La nourrice peut alors rester indemne ou bien elle est également infectée en même temps que son nourrisson et les deux chancres sont contemporains.

On doit, pour éviter cette chance de contamination, établir comme règle qu'une nourrice ne doit donner le sein qu'à son nourrisson ; il ne faut sous aucun prétexte qu'elle allaite un autre enfant ou qu'elle laisse même toucher son sein. D'ailleurs on doit exiger de toute nourrice qu'elle lave soigneusement son mamelon et son sein, d'abord avec une solution antiseptique (de l'eau boriquée par exemple), puis avec de l'eau bouillie pour enlever la substance antiseptique, avant et après chaque tétée.

L'allaitement par un animal ou au biberon ne met pas à l'abri de la contagion médiate de la syphilis. — En effet, de même que le mamelon d'une nourrice, le pis d'une chèvre ou le trayon d'une ânesse peuvent être contaminés par un sujet syphilitique et transmettre ainsi la maladie à un enfant sain. Les mesures prophylactiques seront donc les mêmes que pour la nourrice : interdiction de tout contact étranger avec les organes de la lactation et asepsie rigoureuse de ceux-ci.

M. Raymond [1] recommande de prendre les précautions suivantes pour éviter la contagion syphilitique par le biberon : 1° il est indispensable que chaque nourrisson ait à lui seul un biberon que, pour aucun motif, on ne prêtera à un autre enfant; 2° avant de donner un biberon nouveau il faudra le désinfecter soigneusement avec de la liqueur de Van Swieten; 3° le biberon dont un enfant vient de se servir sera désinfecté avec une solution d'acide borique à 40 p. 100 et mis sous clef; on ne le laissera jamais traîner dans le lit d'enfants ou de personnes suspectes; 4° on net-

1. P. Raymond, *La syphilis dans l'allaitement*, 1889.

toiera le biberon séparément et avec des mains préablement désinfectées ; 5° la nourrice doit veiller à ce qu'aucune personne étrangère n'amorce le biberon, ne goûte le lait, n'intervienne en quoi que ce soit dans l'allaitement artificiel ; 6° jamais on ne laissera un nourrisson sain coucher dans le même berceau qu'un enfant suspect et, à plus forte raison, syphilitique. Toutes ces précautions s'appliquent naturellement aux appareils autres que le biberon servant à l'allaitement : cuiller, tasse, téterelle, etc.

CHAPITRE V

Prophylaxie de la syphilis vaccinale.

Nous avons vu qu'il n'y avait que deux façons de transmettre la syphilis par la vaccination : ou bien, ce qui est de beaucoup le plus fréquent, le vaccin inoculé a été recueilli sur un sujet syphilitique; ou bien, ce qui est infiniment plus rare, l'instrument servant à vacciner une série d'individus a été infecté par l'un d'eux atteint de syphilis, et comme on avait négligé de le nettoyer suffisamment après chaque vaccination, il a transmis la maladie à ceux qui ont été inoculés ensuite.

Par quels moyens peut-on arriver à supprimer la syphilis vaccinale?

Il en est un absolument radical mais qui ne soutient pas la discussion : c'est la suppression de la vaccination. Nous n'en aurions pas parlé, si les ligues antivaccinatrices, de plus en plus florissantes depuis quelques années, ne se multipliaient pas dans les principaux pays d'Europe et si elles n'avaient pas signalé la syphilis vaccinale comme un des arguments les plus favorables à leur théorie. Il ne faut pas oublier que leur influence a réussi à faire supprimer l'obligation de la vaccination dans plusieurs villes de la Suisse et qu'en Angleterre le nombre des réfractaires à la vaccination, du fait seul de la propagande que font ces ligues, s'est considérablement accru : à Londres par exemple il a passé de 7 p. 100 en 1880 à 16,4 p. 100 en 1891[1]. Quelques chiffres suffisent cependant à démontrer la nécessité de la vaccination et de la revaccination, sur laquelle d'ailleurs nous n'insisterons pas. A Birmingham, où la population se montre de plus en plus réfractaire à la vaccination, le nombre des cas de variole a passé de 47 en 1891 à 209 en 1894. Au contraire l'Allemagne, où la vaccination et la revaccination sont obligatoires, a présenté de 1886 à 1893 une moyenne annuelle de décès par variole qui n'ont jamais dépassé 200, tandis qu'en France, où l'obligation de se faire vacciner n'existait pas, la moyenne des décès

1. Netter, *Leçons inédites sur la Variole et la Vaccine faites à la Faculté de médecine de Paris*, 1896.

annuels de varioleux oscillait autour de 14000[1].

Puisqu'il faut de toute nécessité avoir recours à la vaccination et que le vaccin humain seul peut transmettre la syphilis, il semble naturel de ne plus se servir que de vaccin animal. On a cependant invoqué, d'une part en faveur du vaccin humain, de l'autre contre le vaccin animal une série d'arguments qu'il nous faut passer en revue pour les réfuter.

Les arguments qu'on a invoqués en faveur du vaccin humain sont les suivants :

1° La syphilis vaccinale est extrêmement rare.

2° On peut choisir un vaccinifère non syphilitique et en tout cas recueillir le vaccin de telle sorte qu'il ne puisse contenir le contage de la syphilis.

Le premier argument ne nous arrêtera pas longtemps. La syphilis vaccinale n'est pas exceptionnelle[2], et lorsqu'elle apparaît elle frappe

1. Proust, *Rapport sur la Vaccine. — Recueil des travaux du Comité consultatif d'hygiène publique de France*, t. XIX, 1889, p. 175.

2. D. Bulkley a relevé de 1814 à 1892 vingt-cinq épidémies de syphilis vaccinale. Le nombre des victimes est de plus d'un millier, sans compter deux épidémies pour lesquelles les auteurs ont signalé plusieurs centaines de victimes, sans donner de chiffre précis; et une pour laquelle il n'y a pas de chiffre indiqué. Il existe en outre nombre d'épidémies ignorées ou inédites, dont il faut tenir compte.

généralement plusieurs sujets à la fois, créant une véritable épidémie. Si donc on peut éviter ses ravages on ne saurait hésiter.

Est-on jamais sûr d'avoir pu choisir un vaccinifère non syphilitique? On a bien proposé de ne prendre comme vaccinifère que des enfants ayant des antécédents irréprochables, présentant toutes les garanties extérieures de la santé et âgés déjà de plusieurs mois, d'un an même s'il est possible, et par suite très probablement à l'abri de l'hérédo-syphilis. Cependant la syphilis vaccinale n'a-t-elle pas été transmise par des enfants de six, de dix et même de onze mois (épidémie de Rivalta)? Bien plus, la syphilis peut être donnée par du vaccin pris sur un sujet qui n'est pas encore syphilitique, mais a été vacciné lui-même avec du vaccin de syphilitique. C'est ainsi qu'à Rivalta, à Lupara, du vaccin pris à des enfants huit à dix jours après l'inoculation transmit la syphilis à un grand nombre d'autres enfants, alors que les enfants qui fournirent le vaccin n'eurent de chancre au point où ils avaient été vaccinés que trois semaines après; ce qui prouve bien qu'ils n'avaient transmis que d'une façon médiate, en servant d'intermédiaires passifs, la maladie dont ils n'étaient pas encore atteints. Que signifieront, dans ce cas, les antécédents, l'âge, ou l'apparence de santé du vaccinifère?

Le virus syphilitique peut tellement bien se conserver dans la lymphe vaccinale, même après plusieurs inoculations successives, qu'il est recommandé dans les Instituts de vaccine animale de ne jamais inoculer à des génisses du vaccin pris sur l'homme (rétrovaccination), la syphilis pouvant encore être transmise par le vaccin de la quatrième ou de la cinquième génisse inoculée.

Et en dehors de ce cas tout particulier, alors même qu'on a pu suivre le vaccinifère depuis sa naissance, quelle certitude a-t-on des antécédents des parents? Fournier[1] nous démontre avec observations à l'appui comment, dans la plupart des cas et surtout dans les campagnes et les petites villes, le médecin de la famille est le dernier auquel on confesse une syphilis ancienne ou récemment acquise.

On a bien prétendu qu'en recueillant le vaccin de façon à ce qu'il ne s'y mêlât pas de sang, on était assuré de ne pas transmettre la syphilis.

Il est certain qu'il existe bien des exemples

1. A. Fournier, *Leçons sur la syphilis vaccinale*, Paris, 1889.

démontrant que le sang souillant le vaccin d'un syphilitique transmet à peu près à coup sûr la maladie. Aussi conseille-t-on de ne jamais faire usage de vaccin humain présentant une teinte rouge ou même rosée. Mais le vaccin n'est jamais histologiquement dépourvu de globules rouges, comme l'ont démontré les recherches de Robin et de Barthélemy. D'ailleurs des exemples probants d'inoculation de la syphilis par le vaccin sans mélange apparent de sang ont été relevés dans la littérature médicale, nous en avons signalé quelques-uns en parlant des sources du contage syphilitique (p. 37).

Nous voyons donc que les arguments invoqués en faveur du maintien de l'emploi du vaccin humain ne gardent pas grande valeur lorsqu'on les soumet à une critique soigneuse.

Il en est de même de ceux auxquels on fait appel pour discréditer le vaccin animal. Ceux-ci sont de trois sortes :

1° Le vaccin animal compte plus d'échecs que le vaccin humain.

2° L'immunité conférée par le vaccin animal est inférieure à celle que donne le vaccin humain.

3° Un approvisionnement de vaccin animal en quantité suffisante pour satisfaire à toutes les demandes présente de grandes difficultés pratiques.

Les statistiques que publient Fournier sont contraires à la première affirmation. De plus, comme il le fait remarquer dans le cas même où il y aurait quelques insuccès imputables à la vaccine animale, il suffirait d'avoir recours à une seconde tentative de vaccination ; et on ne saurait être arrêté par une considération de cet ordre lorsqu'il s'agit d'une méthode qui met complètement à l'abri de la syphilis vaccinale.

La seconde objection n'a guère plus de valeur si l'on consulte les chiffres des décès dans les villes où la vaccine animale est uniquement employée ; pour ne citer qu'un exemple, la statistique de Warlomont pour Bruxelles, de 1865 à 1870 (cette dernière année ayant été signalée par une épidémie très grave) montre que sur 10000 enfants vaccinés avec du vaccin de génisse, pas un seul n'a été atteint de variole.

D'ailleurs, si la vaccine animale conférait une immunité insuffisante on ne pourrait expliquer les merveilleux résultats qu'elle a donnés dans l'armée française, comme le prouvent les chiffres suivants :

En 1890, 102 cas de variole,	4 décès par variole.	
En 1891, 105 —	3	—
En 1892, 117 —	1	—

Enfin on ne peut plus guère arguer, comme on le faisait encore avec une certaine raison il y a quelques années, qu'il y ait des difficultés sérieuses pour se procurer du vaccin animal. Si nous sommes en retard au point de vue du nombre des Instituts de vaccine animale sur quelques pays étrangers, notamment sur l'Angleterre, la Hollande, la Belgique et l'Allemagne, nous possédons pourtant des établissements spéciaux à Paris, à Bordeaux, à Tours, à Montpellier et à Lille, et des centres de vaccination militaire à Paris, à Châlons, à Marseille, à Bordeaux et à Alger.

Cependant l'emploi exclusif du vaccin animal ne met pas encore absolument à l'abri d'une infection syphilitique; mais alors il s'agit d'une contamination opératoire, comme il peut en survenir dans toutes les interventions chirurgicales. Nous faisons allusion ici à la possibilité de transporter le contage de la syphilis d'un sujet à l'autre à l'aide de l'instrument qui sert à la vaccination, s'il n'a été aseptisé après chaque opération. Ce danger est surtout à craindre lorsqu'on vaccine une série d'individus en même temps ; on passe rapidement de l'un à l'autre, la lancette n'est pas toujours convenablement nettoyée avant d'être rechargée de vaccin, et si un des sujets de la série est syphilitique il peut ainsi transmettre sa maladie à celui qui est vacciné immédiatement après lui.

On peut résumer de la façon suivante les mesures prophylactiques contre la syphilis vaccinale :

1° Ne jamais faire usage que de vaccin animal.

2° Après avoir vacciné un sujet, changer d'instrument avant de vacciner le suivant. Le mieux est de pratiquer la vaccination à l'aide de petites plumes métalliques spéciales, non fendues et à rainures, appelées vaccinostyles; chaque plume ne sert qu'à une vaccination et est jetée ensuite. Dans le cas où le médecin n'aurait à sa disposition que l'aiguille ou la lancette, après chaque opération il faudrait laver l'instrument à l'alcool, l'essuyer soigneusement et le flamber à la flamme de la lampe à alcool.

CHAPITRE VI

Syphilisation. — Vaccination. — Sérothérapie.

Syphilisation. — La tentative de vaccination de la syphilis, improprement appelée syphilisation, a été pratiquée pour la première fois par Auzias Turenne en 1844. Cette méthode consiste dans l'inoculation répétée du chancre simple, jusqu'à ce que cette inoculation cesse d'être positive[1]. Dans la pensée du promoteur de cette méthode, qui était convaincu de l'unité du chancre simple et du chancre syphilitique, l'organisme avait acquis à ce moment l'immunité contre la syphilis. Il est à peine besoin de faire remarquer combien le mot de syphilisation était impropre, puisque nous savons actuellement, d'une façon indubitable, qu'il n'y a rien de commun entre le chancre simple et la syphilis.

1. On arrivait ainsi à faire plus de 500 inoculations chez le même sujet; dans un cas même, on en fit 2 000.

On a cherché inutilement à utiliser la syphilisation soit comme moyen préventif chez des sujets indemnes de syphilis, soit comme moyen curatif chez des syphilitiques avérés.

En réalité il n'y a actuellement qu'une méthode d'immunisation contre la syphilis, c'est l'inoculation du chancre infectant. Mais l'expérience a démontré qu'elle n'offre que des inconvénients; car la syphilis inoculée, quelle que soit la source du virus, n'a jamais sensiblement différé par la succession, la fréquence et la gravité de ses manifestations, de la syphilis acquise.

La *syphilisation curative* a été appliquée pour la première fois par Sperino, puis par Marchal (de Calvi), Melchior-Robert, Sirus-Pirondi, Simpson, Rodet et divers médecins norvégiens ou danois, particulièrement W. Bœck (de Christiania). Partout où elle a été pratiquée, la syphilis n'a été ni enrayée, ni arrêtée par cette méthode, comme le prouvent les observations mêmes des expérimentateurs.

La syphilisation, qui ne pouvait donner de bons résultats, étant donné que le principe de la méthode est faux, est aujourd'hui justement condamnée et définitivement abandonnée depuis nombre d'années.

Vaccination. — Des essais de vaccination de la syphilis ont été tentés dans ces dernières années soit avec du virus syphilitique tué, soit avec du virus vivant.

Metchnikoff et Roux ont observé les premiers, que l'inoculation de virus filtré ou tué par la chaleur ne provoque pas de réaction locale et ne confère aucune immunité vis-à-vis de la syphilis.

Neisser n'a obtenu aucun résultat par l'introduction de virus tué sous la peau ou dans les veines.

Cependant Kraus, de Vienne, préconise l'emploi de virus stérilisé par l'addition d'acide phénique à 0,5 p. 100, suivant une méthode progressive analogue à celle de la vaccination antirabique imaginée par Pasteur. Pendant la période primaire de la syphilis, on fait au malade en 3 semaines 3 à 4 injections de 1 à 2 c. c. de virus stérilisé, la première très diluée (1 p. 200), les autres de plus en plus concentrées (la dernière est à 1 p. 10). Il ne se produit aucune réaction locale. D'après les statistiques de Kraus cette vaccination empêcherait l'apparition des accidents secondaires dans un tiers des cas. Ces faits demandent confirmation.

Avec le virus vivant Finger et Landsteiner

n'ont obtenu aucune immunité par inoculation sous la peau ou dans les muscles. Neisser n'a pas mieux réussi en inoculant le virus vivant dans les veines.

Metchnikoff et Roux, en faisant des passages successifs par l'organisme de singes inférieurs peu sensibles à la syphilis, ont obtenu un virus atténué qui, inoculé aux anthropoïdes, ne leur donne plus qu'un chancre minime précédé d'une incubation écourtée. Ces animaux deviennent ainsi réfractaires à une nouvelle inoculation faite avec du virus humain. Les deux savants français ont encore remarqué que le virus atténué, après un très grand nombre de passages, ne donne même plus d'accident primitif avorté aux anthropoïdes.

Ces faits, encore à l'étude, sont contestés sur certains points par Neisser.

Sérothérapie. — Il est curieux de constater que Diday fut le véritable père de la sérothérapie dans la syphilis[1]. En 1848 il fit des recherches espérant trouver un vaccin contre la syphilis. Le raisonnement le conduisit à cette conclusion que le sang des syphilitiques, à la période tertiaire, devait

1. Jullien, *Maladies vénériennes*, 1886, p. 513.

avoir les propriétés d'un vaccin. Il choisit un malade atteint de manifestations tardives de la syphilis, puis inocula son sang à seize sujets porteurs de chancres. Malheureusement, à cette époque, le chancre simple et le chancre infectant étaient confondus ensemble, et comme Diday avait donné la préférence, dans ces expériences, à des chancres non indurés, il en résulta que les inoculations n'avaient guère été faites qu'à des malades atteints de chancres simples. Quinze d'entre eux ne présentèrent pas, dans la suite, d'accidents secondaires; mais cela tenait, non à ce qu'ils avaient été vaccinés, comme le pensait Diday, mais simplement à ce qu'ils n'étaient pas syphilitiques.

Nous ne ferons que signaler l'emploi de sérum d'animaux injecté à des syphilitiques d'après ce principe que, les animaux étant réfractaires à la syphilis, leur sang doit contenir une substance immunisante contre cette maladie. Richet et Héricourt empruntaient ce sérum à des chiens; Tommasoli, Kollmann, Istomanoff à des agneaux ou à des veaux. Il est certain aujourd'hui, comme l'ont montré Fournier et Feulard, que ce sérum n'agit que par ses propriétés toniques et nutritives, et qu'on ne doit l'employer que comme adjuvant du traitement spécifique contre des manifestations persistantes et rebelles.

Nous nous étendrons davantage sur les méthodes qui consistent à injecter à des syphilitiques, soit du sérum de syphilitiques, soit du sérum d'animaux ayant reçu sous la peau, à plusieurs reprises, du sang de syphilitique. Ces méthodes méritent davantage de nous arrêter, car elles procèdent, bien que de très loin, de l'idée qui a dirigé Behring et Kitasato dans leur conception de la sérothérapie.

En 1892 Pellizzari[1] communiquait au Congrès de Vienne les essais de sérothérapie qu'il avait tentés pour traiter des syphilitiques. Il avait été conduit à adopter cette méthode par le raisonnement suivant : les syphilitiques deviennent dès le début de la maladie réfractaires à une nouvelle infection; il expliquait cette immunité par la présence dans le sang de substances solubles antagonistes de l'agent virulent de la syphilis. Ces substances devaient, d'après lui, se produire très rapidement, car l'immunité contre une réinfection existe déjà peu de jours après le début

1. Pellizzari, *Tentativi di attenuazione della sifilide* (*Giornale italiano della mallattie venera e della pelle*, novembre 1892, p. 333).

du chancre. Ce serait encore le passage de ces substances solubles de la circulation du fœtus à celle de la mère qui produirait une atténuation considérable de la virulence du contage dans les cas de syphilis conceptionnelle, une sorte de vaccination incapable de prévenir complètement l'infection, mais contribuant à l'atténuer. Il est de fait que les manifestations syphilitiques, chez les femmes infectées par conception, sont remarquablement bénignes par rapport à l'intensité très grande de la maladie chez les femmes syphilitiques avant leur grossesse.

Pellizzari, s'appuyant sur cette remarque, injecta sous la peau de sujets atteints de syphilis récente du sérum provenant de sujets syphilitiques à la période tertiaire. Ce sérum était injecté dans le tissu cellulaire sous-cutané à la dose de un demi à un centimètre cube. Il pensait en avoir obtenu de bons résultats, mais le nombre de malades sur lesquels il avait pratiqué ces tentatives de sérothérapie n'était pas assez considérable pour qu'il pût en tirer des conclusions précises. Dans des expériences postérieures il employa pour ses injections du sérum de syphilitiques arrivés à la fin de la période secondaire et même de sujets infectés plus récemment et n'ayant subi que quelques mois de traitement mixte.

Dans un mémoire[1] paru en 1894, il revient sur ce sujet et donne de nouveaux résultats. Le sérum qu'il a employé était emprunté à des syphilitiques atteints de manifestations générales. Ce sérum défibriné était conservé dans la glace et filtré sur porcelaine, puis enfermé dans des ampoules de verre stérilisées. Il injectait dans le tissu cellulaire sous-cutané un demi ou un centimètre cube tous les deux jours, tous les jours ou deux fois par jour. La totalité de sérum injecté pendant le traitement variait entre 20 et 55 centimètres cubes. Ce sérum ne provoquait pas d'élévation de température, mais quelquefois des douleurs vagues, de la céphalée, des arthralgies, de l'amaigrissement, de la pâleur et de l'albuminurie, ces phénomènes se montrant de préférence quand le sérum provenait de malades porteurs de manifestations syphilitiques et peu ou pas traités.

Les effets curatifs obtenus ont consisté dans une diminution manifeste du volume du chancre, l'absence d'extension de cette lésion, l'atténuation légère des adénopathies satellites, un retard

1. Pellizzari, *Della sieroterapia nella sifilide* (*Giornale italiano della malattie venera e della pelle*, septembre et décembre 1894; p. 399 et 469).

habituel dans l'apparition des manifestations secondaires, l'absence de manifestations cutanées intenses, de plaques muqueuses, d'onyxis, d'iritis, d'alopécie, de périostite. L'état général est toujours resté bon. Ce traitement a été appliqué à dix syphilitiques porteurs de chancres infectants.

En 1893 Giuseppe Mazza[1] reprit les expériences de Tommasoli, mais il ne se contenta pas d'injecter à des syphilitiques du sang d'animaux réfractaires; il injecta à différentes reprises à l'animal qui devait fournir du sérum, de 10 à 20 cc. de sérum provenant de syphilitiques à la période latente et n'ayant jamais suivi de traitement mercuriel. Il injecta de ce sérum ainsi préparé à trois syphilitiques, mais les suivit trop peu de temps pour qu'on puisse tirer une conclusion des résultats qu'il obtint.

MM. Richet, Héricourt et Triboulet[2], dans le courant de l'année 1895, tentèrent à leur tour de renforcer l'immunité naturelle des animaux en leur injectant du sang de syphilitique en pleine

1. G. Mazza, *Sieroterapia nella sifilide* (*Giorn. delle malattie ven.*, juin 1893, p. 165).
2. Richet, Héricourt et Triboulet, *Bull. soc. biol.*, janvier et avril 1895.

éruption roséolique et n'ayant jamais subi de traitement. Avec du sérum d'un chien qui avait reçu du sang de syphilitique six jours auparavant, ils ont obtenu la cicatrisation assez rapide de gommes rebelles au traitement spécifique (il est vrài que ces gommes se sont ulcérées de nouveau dans la suite) et un amendement notable des phénomènes douloureux chez une syphilitique tabétique. Dans un troisième cas ces auteurs ont obtenu une cicatrisation rapide de gommes en injectant à un malade du sérum provenant d'un âne qui avait reçu, 54 jours auparavant, une injection de sang d'un syphilitique à la période secondaire.

Après avoir repris les tentatives de sérothérapie contre la syphilis par la méthode qu'employait Pellizzari, MM. Gilbert et L. Fournier [1] ont essayé à leur tour d'employer le sérum d'animaux auxquels ils injectaient du sang de syphilitique en pleine période secondaire ; ils ont également expérimenté le sérum d'animaux sous la peau desquels on avait inséré des chancres syphilitiques, ou à la fois des chancres, des papules ou du sang de syphilitiques. Ces différents sérums ont produit

1. A. Gilbert et L. Fournier, *Essais de sérothérapie dans la syphilis* (*Semaine médicale*, 1895, n° 22, p. 181).

des effets sensiblement égaux. Bien que ces auteurs aient fait porter leurs expériences sur dix-sept malades, les résultats obtenus ont été peu concluants. Nous ne saurions mieux faire que de citer leurs propres conclusions : « En résumé, l'action des sérums que nous avons employés s'est manifestée dans un certain nombre de cas par une amélioration de l'état général, une reprise des forces, la disparition de la céphalalgie, des douleurs osseuses et articulaires, par l'atténuation ou même la disparition des éruptions cutanées et des lésions des muqueuses. Mais de tels résultats n'ont pas été obtenus constamment et plusieurs fois, malgré de larges injections, l'insuccès a été plus ou moins complet. On conçoit l'hésitation du jugement en présence de faits aussi contradictoires. Cette hésitation s'accroît encore si l'on considère que des injections de sérum d'animaux non inoculés sont loin d'être sans action sur l'état général des syphilitiques et sur l'évolution des accidents dont ils sont porteurs. »

Dans la séance du 15 janvier 1896 du Club médical de Vienne, le Dr Neumann a relaté les résultats qu'il a obtenus chez cinq syphilitiques en leur injectant sous la peau du sérum de sujets arrivés à la période tertiaire de la maladie; ces résultats sont loin d'être aussi satisfaisants que ceux que donne le traitement spécifique.

Nous rappellerons pour mémoire les tentatives de sérothérapie de même ordre faites par Maragliano (1904-1905), par Risso et Cipolina (1906). Dans ces dernières années Neisser avait d'ailleurs montré que le sang de syphilitique inoculé sous la peau n'infecte pas, mais n'immunise pas.

Les expériences de Finger et Landsteiner tendent à prouver que le sang syphilitique mis en contact *in vitro* avec du virus syphilitique n'en détruit pas la virulence et n'est pas bactéricide. Cependant Metchnikoff et Roux admettent que le sérum de singe syphilitique, bien qu'il n'ait ni action préventive ni action curative vis-à-vis de la syphilis inoculée à ces animaux, possède *in vitro* une action bactéricide indéniable sur le tréponème pâle.

En effet, d'après leurs expériences, le sérum d'animaux syphilitiques mélangé à du virus syphilitique et injecté au singe ne provoque pas d'accident, alors que le même virus mélangé à du sérum de singe sain provoque un chancre. D'après les mêmes auteurs on obtient également une action préventive lorsqu'on saupoudre le point où on a inoculé du virus syphilitique, avec du sérum de singe syphilitique desséché.

Dans un cas le sérum d'un mouton auquel Levaditi avait inoculé à plusieurs reprises des émulsions d'organes riches en tréponèmes a montré une certaine action préventive puisque son mélange *in vitro* avec du virus syphilitique a suffi pour détruire la virulence de celui-ci, comme l'a montré l'inoculation à des singes.

On voit en somme que les résultats qu'a donnés la sérothérapie dans la syphilis sont jusqu'à présent loin d'être probants.

II. — SOINS HYGIÉNIQUES

CHAPITRE VII

Hygiène morale du syphilitique.

Les soins hygiéniques que réclame un syphilitique prennent dans certains cas une importance toute spéciale sur laquelle nous avons déjà attiré l'attention plus haut. Mais il ne faudrait pas croire qu'il s'agisse seulement d'assurer au malade une bonne hygiène physique. Trop souvent les syphilitiques sont psychiquement frappés et si l'on ne songe pas à les arracher à leurs préoccupations, ils préparent eux-mêmes le terrain aux localisations nerveuses de la syphilis.

S'il est des malades qui apprennent avec insouciance qu'ils sont atteints de syphilis, la plupart sont tout d'abord vivement frappés par cette désagréable révélation ; mais les premières inquiétudes passées, la persistance d'un bon état général, la bénignité et l'indolence des manifestations, la confiance dans le traitement ne tardent pas à les rassurer, au point que bien souvent ils cessent rapidement de croire à la gravité de leur mal et finissent par négliger les soins qui leur sont recommandés.

Mais il en est tout autrement de certains sujets, atteints de syphiliophobie, qui sont atterrés par la constatation du mal. Parfois ces sujets, alors qu'ils étaient encore indemnes, étaient déjà hantés par la terreur de la syphilis; la moindre érosion, la moindre écorchure, la moindre tache sur les organes génitaux ou sur toute autre partie du tégument devenaient l'occasion d'insoutenables préoccupations; chaque rapport sexuel était suivi d'une longue période d'angoisse pendant laquelle le syphiliophobe se soumettait plusieurs fois par jours à une inspection minutieuse; les assurances des médecins les plus autorisés n'arrivaient pas à le rassurer. On peut juger de son désespoir, lorsque ses craintes chimériques prennent un corps et deviennent une réalité[1].

Très souvent, cependant, cet état mental particulier ne préexistait pas à l'apparition de la

1. Fournier nous a dit avoir connu deux malades qui s'étaient suicidés par désespoir au début de leur syphilis.

maladie et ce n'est que lors de la constatation du chancre infectant que le malade est subitement bouleversé par l'avenir pathologique entrevu. Obsédé par cette pensée, il se voit déjà porteur des lésions les plus graves de la syphilis ou atteint de ses complications les plus malignes; il consulte avec anxiété des livres de médecine, visite même des musées pathologiques et y trouve autant de révélations qui ne peuvent qu'augmenter son désespoir. S'il est célibataire, il se voit à jamais exclu du mariage; s'il est marié, la paternité lui est interdite. Peut-on supposer que de pareils soucis, de tels chagrins n'aient pas d'influence sur l'évolution de la maladie elle-même, ne viennent pas mettre obstacle aux bons effets du traitement spécifique. Comme l'a écrit Diday : « De toutes les angoisses, c'est souvent l'angoisse syphilitique qui pèse du plus lourd poids sur le malade ».

En présence d'un sujet ainsi frappé quelle doit être la conduite du médecin? Il a bien à sa disposition les moyens thérapeutiques que lui fournit l'hygiène physique spéciale aux névropathes; mais les distractions, les voyages, les cures d'air, l'exercice, la gymnastique, l'hydrothérapie n'auront guère d'influence s'il ne parvient d'abord à remonter le moral du malade. Il ne convient pas de le leurrer par des promesses de guérison immédiate; il suffit de lui indiquer avec netteté quelle est sa situation réelle, d'insister sur ce fait que si c'est un malheur de contracter la syphilis, ce n'est pas un désastre irréparable; que la guérison dépend de lui, de son exactitude à suivre les perscriptions du traitement et aussi des efforts qu'il fera pour se débarrasser de ses idées obsédantes; qu'au bout de quelques années il sera rentré dans la loi commune, pourra se marier sans crainte et procréer des enfants bien portants; qu'il ne s'agit pas là de faits exceptionnels, que les syphilitiques forment légion et que si leur avenir était aussi sombre que le veut le syphiliophobe, la terre ne serait guère plus peuplée que de monstres. Il n'est pas inutile de lui indiquer la bénignité d'une syphilis légère, de lui dire qu'il y a infiniment de chances pour qu'après la guérison du chancre il en soit quitte pour quelques plaques muqueuses, quelques papules cutanées, une alopécie passagère; toutes lésions indolentes qui ne l'empêcheront pas de vaquer à ses occupations habituelles.

D'abord méfiants, la plupart de ces malades, voyant se réaliser les prédictions du médecin, reprennent assurance au bout de quelques mois, mais il en est qui restent moralement frappés à jamais; les uns s'isolent en proie à un morne désespoir et ne parlent jamais des craintes auxquelles ils ne peuvent s'empêcher de penser toujours; tandis que les autres deviennent loquaces, dissertent à tout propos sur leur maladie et semblent vouloir se décharger sur autrui de leur obsession.

Tous les auteurs ont fait cette curieuse observation que la syphiliophobie était bien spéciale à l'homme. « Seules les femmes sont éminemment insouciantes de tout ce qui a trait à la syphilis. Elles s'en soigent fort mal, mais, par contre, elles s'en inquiètent fort peu » (Diday). En général elles sont désolées pendant quinze jours ou un mois, puis n'y pensent plus.

Ce ne sont pas seulement les préoccupations ayant pour sujet la maladie elle-même qui peuvent avoir une influence fâcheuse sur l'évolution de la syphilis, mais encore toutes les fatigues morales, dont il faut soigneusement rechercher l'origine, pour arriver à les écarter.

Un syphilitique ne peut impunément surmener son intelligence, abuser de son activité psychique. Il lui faut renoncer aux études trop prolongées et trop absorbantes, aux émotions du jeu, aux préoccupations angoissantes des spéculations financières ou commerciales, à la fièvre d'une vie politique mouvementée. Parfois il faudra confesser le malade et pénétrer dans sa vie intime pour le soustraire à une passion trop exclusive, à des soucis trop absorbants, à des chagrins trop répétés.

Mais il est encore une catégorie de syphilitiques que le médecin doit étroitement surveiller au point de vue de l'hygiène morale : ce sont les prédisposés, les névropathes en puissance. On connaît en effet la prédilection de la syphilis pour les localisations cérébro-médullaires; or ces manifestations seront d'autant plus imminentes que le sujet frappé par la syphilis y est mieux préparé de par son hérédité ou de par ses antécédents personnels. Celui qui est atteint d'une tare nerveuse familiale ou acquise est exposé plus que tout autre; à plus forte raison lorsque la syphilis a déjà dénoncé le point faible de l'organisme, en atteignant une première fois les centres nerveux. C'est à ces malades, tout particulièrement, qu'il faudra éviter les fatigues morales, les excès intellectuels, les préoccupations, le surmenage nerveux, instituant ainsi une thérapeutique morale préventive, pour laquelle l'hydrothérapie, à titre de pratique habituelle et indéfinie, sera un précieux adjuvant. On doit s'attacher d'autant en pareil cas à cette hygiène préventive que le traitement curatif ne donne guère que des mécomptes, lorsque les lésions de la syphilis cérébro-médullaire sont constituées.

CHAPITRE VIII

Hygiène physique du syphilitique.

Sous ce titre il faut comprendre les soins hygiéniques qui peuvent, en dehors de toute médication, entretenir le bon état du corps et le fonctionnement parfait des organes. Pour diminuer la virulence d'une syphilis, pour assurer l'efficacité complète du traitement spécifique, il faut mettre le malade dans des conditions telles que rien ne vienne entraver sa nutrition. C'est au syphilitique surtout que convient la vie systématiquement réglée, à l'abri des excès quels qu'ils soient, la vie bourgeoise.

Le médecin n'a pas achevé sa tâche lorsqu'il a prescrit du mercure et de l'iodure de potassium; il doit encore ouvrir une enquête minutieuse sur le régime alimentaire habituel de son malade, sur les intoxications auxquelles il peut s'exposer, soit par nécessité professionnelle, soit le plus souvent de son plein gré, en faisant abus des boissons alcooliques, du tabac ou même quelquefois de l'opium ; il l'interrogera sur sa profession, sur les fatigues qui en sont la conséquence, sur les exercices physiques auxquels il se livre, sur le nombre d'heures qu'il consacre au sommeil.

Après avoir passé en revue tous ces points et réglé la vie du malade, le médecin pourra, s'il y a lieu, appeler à son aide, pour stimuler la nutrition défaillante du syphilitique, le massage, la gymnastique, l'hydrothérapie sous toutes ses formes, le changement d'air ou de climat.

Régime alimentaire. — Fournier rappelle, dans son livre sur le traitement de la syphilis, la part prépondérante qu'on accordait au régime dans le traitement de la syphilis, pendant le XVe et le XVIe siècles. La théorie humorale était en grand honneur, et l'on considérait que tout ce qui pénétrait dans les voies digestives devait modifier en un sens quelconque la composition des humeurs. La syphilis avait donc son menu spécial, adapté à la « crase » de ses humeurs viciées, menu auquel des pages entières étaient consacrées dans les écrits du temps (J. Almenar, J. de Vigo, J. de Béthencourt, Nicolas Massa, Fracastor). Le syphilitique devait bannir de sa table tous les aliments de nature à engendrer « la cacochymie »; il lui fallait avec un soin rigoureux s'abstenir de « tous aliments de qualité chaude ou froide »; de tous aliments « salés, acides, âcres, amers, humides, incrassants, fluidifiants..., propres à exciter le sang, la pituite, la bile et l'atrabile »; se priver de viandes de bœuf, de vache, de mouton, de porc, de lièvre, de chevreuil, qui produisent « des obstructions dans le foie »; renoncer au gibier à plumes, qui « engendre un sang impur et effervescent »; se garder des poissons de tout genre, à l'exception toutefois des petits poissons rouges cuits sur le gril, dont il faut cependant être très réservé; ne pas absorber de légumes, de fruits, d'aliments herbacés, qui « déterminent la putrescence intestinale ». Les œufs, le laitage se trouvent encore parmi les aliments interdits. Le vin ne convient pas aux malades, car « il épaissit et stimule nocivement la glande hépatique et les nerfs », sauf le vin blanc, qui « soutient l'estomac sans congestionner le cerveau ». L'eau elle-même n'était pas autorisée par tous les médecins. On voit en somme quel devait être l'embarras du patient lorsqu'il lui fallait dresser la liste des aliments qui lui étaient permis.

La diète fut ensuite préconisée, afin de détruire ainsi les germes de corruption : « Le régime que l'on doit observer, c'est d'user d'avoine, de millet, de raisins secs, de biscuits, de pruneaux, de légumes, d'oranges, de fraises, de laitues, de panais ; tous aliments qui renferment peu d'huile et suffisent pour la nourriture. J'ai vu un homme affecté de ce mal (c'était un esprit fort), auquel on persuada de ne manger que des raves et de boire de l'eau ; il fut parfaitement guéri. » (Boerhaave[1].)

Après avoir épuisé les syphilitiques par l'inanition, on est tombé dans l'excès contraire, et la suralimentation excessive, qui a ensuite été en vogue pendant un certain temps, avait la prétention de relever l'état général du malade, alors qu'elle ne faisait que fatiguer le tube digestif et nuire à la tolérance au traitement hydrargyrique.

Actuellement on s'est convaincu que la plupart des syphilitiques n'ont pas besoin de modifier leur régime habituel ; une alimentation saine, une nourriture simple, des repas à heure fixe, abondants, sans être trop copieux, tel doit être leur ordinaire.

1. H. Boerhaave, *Traité du mal vénérien*, trad. française, 1753, p. 273.

Il n'y a guère matière à changement que chez les indigents, dont le régime peut être insuffisant, surtout au point de vue de la quantité des aliments azotés; ou chez les viveurs, dont l'alimentation est trop riche ou trop succulente. Une cuisine épicée, trop exclusivement composée de gibier faisandé, de charcuterie, de poissons et de crustacés, de fromages fermentés; l'usage de vins trop généreux, sont contre-indiqués dans toutes les dermatoses et par conséquent doivent être évités par le syphilitique. Au cours du traitement mercuriel il sera bon de se mettre plus rigoureusement en garde contre les excès de table, qui irritent l'intestin, et d'une façon générale contre tout aliment pouvant donner de la diarrhée : les fruits en excès ou peu mûrs, particulièrement le melon, le miel, le cidre, les boissons glacées, etc.

Intoxications. — Certains poisons, à l'absorption desquels on s'expose par nécessité quelquefois, par goût le plus souvent, semblent avoir une action particulièrement nocive sur les syphilitiques.

En première ligne il faut placer l'intoxication alcoolique. Celle-ci a d'abord été simplement signalée comme facteur éventuel de la malignité de la syphilis par Bazin et Dubuc, par Diday, qui insistait surtout sur ce fait que l'alcoolisme diminue le degré de résistance de l'organisme vis-à-vis de la syphilis ; plus tard, le rôle de l'imprégnation alcoolique sur les manifestations de la syphilis a surtout été mis en valeur par Fournier, dans ses leçons cliniques, et par Barthélemy[1] dans une série de monographies. L'alcool agit sur la muqueuse buccale où, par son action irritante, il appelle et entretient des syphilides érosives ou détermine la glossite scléreuse ; il unit son action sclérogénétique à celle de la syphilis pour désorganiser le foie ; mais son influence ne s'arrête pas à ces altérations locales. Du fait de l'alcoolisme la syphilis prend une marche rapide et se manifeste presque d'emblée par des accidents graves : confluence des éruptions cutanées, qui persistent un temps tout à fait anormal ; récidives incessantes ; tertiarisme précoce ; localisations cérébro-médullaires ; résistance toute particulière au traitement. L'alcool stimule, exaspère, entretient la syphilis.

Cette influence nocive se manifeste non seulement chez les ivrognes, mais encore chez des

1. Barthélemy, *Syphilis et alcoolisme* (*Soc. de méd. légale*, 1882, et *Annales d'hyg. publ. et de méd. légale*, 1882), *Syphilis et santé publique*, 1890.

sujets sobres exposés par leur métier à absorber, durant la plus grande partie de la journée, des vapeurs spiritueuses; tels les cas observés chez des distillateurs par Fournier et par Barthélemy, ou encore chez des négociants en vins, obligés de déguster fréquemment, comme l'indique Mauriac.

L'action du tabac paraît agir plutôt par irritation locale. Les fumeurs, les chiqueurs sont tous sujets à des plaques muqueuses des lèvres, de la langue, des amygdales, durant indéfiniment, disparaissant en un point pour reparaître ailleurs. Ce qui démontre bien l'action certaine de la nicotine, c'est qu'il n'est pas de meilleur traitement que la suppression du tabac. Des lésions qui duraient depuis des mois, parfois même des années, malgré un traitement mercuriel bien dirigé, malgré des gargarismes et des cautérisations appropriés, se cicatrisent peu à peu et cessent de récidiver lorsqu'elles ne sont plus exposées à la fumée irritante ou au contact du tabac. Comme il est fréquent de voir l'influence du tabac s'ajouter à celle de l'alcool, il ne faut pas, en présence d'accidents persistants de syphilis bucco-pharyngée, se contenter d'avoir constaté et interdit l'abus d'un des toxiques dont nous venons de parler; il faut toujours interroger les malades avec grand soin sur l'usage qu'ils font à la fois de l'alcool et du tabac, et il faut procéder à cette enquête avec d'autant plus d'habileté que si la plupart des malades déclarent aisément qu'ils fument plus que de mesure, ils n'avouent pas volontiers qu'ils se livrent à des excès de boisson. Chez les femmes, l'usage et à plus forte raison l'abus du tabac sont exceptionnels, mais bien que l'alcoolisme soit beaucoup plus rare que chez les hommes, cette intoxication existe, cependant, dans certains cas et parfois alors sous une forme dissimulée, malaisée à découvrir; il ne faut pas oublier que, sous prétexte de crampes d'estomac ou d'autres malaises, certaines femmes s'alcoolisent avec de l'eau de mélisse et même de l'eau de Cologne ou des eaux de toilette, alors qu'elles ne boivent que de l'eau pure à leurs repas.

Si l'on en croit le Dr Michaut [1] l'opiomanie jouerait un rôle important dans l'aggravation et la dissémination de la syphilis en Extrême-Orient. Les fumeurs d'opium sont encore rares chez nous, mais il serait intéressant d'étudier

1. Michaut, *Bulletin de thérapeutique*, mars et avril 1893, p. 274 et 318.

l'influence de cette intoxication sur la syphilis chez les morphinomanes.

Influences professionnelles. — Dans la plupart des cas le genre de vie que chacun adopte est subordonné au métier qu'il exerce et il est impossible de nier certaines influences professionnelles sur l'évolution de la syphilis. Nous avons déjà vu que quelques professions condamnaient des gens sobres à l'alcoolisme et par suite aggravaient le pronostic s'ils étaient atteints de syphilis. Les malades, que leur métier oblige à marcher beaucoup, seront souvent de ce fait exposés à avoir des plaques ulcéreuses aux pieds ou de l'onyxis des orteils. Ceux que leur travail tient éveillés tard dans la nuit, et qui ne prennent qu'un nombre d'heures de repos insuffisant, sont dans de fâcheuses conditions pour bien supporter les atteintes de la syphilis. Le médecin est particulièrement exposé à la contagion syphilitique en donnant ses soins aux malades, et comme l'a si bien fait observer Fournier, de par sa profession même il est condamné à une syphilis grave, car c'est un surmené, qui exerce un métier fatigant au point de vue intellectuel comme au point de vue physique; il se soigne lui-même, c'est-à-dire qu'il se soigne mal ou pas du tout; enfin, en général, il se laisse moralement frapper et abattre par le malheur immérité qui l'atteint.

Il faut donc tenir grand compte des occupations du syphilitique et s'efforcer de diminuer ou de faire disparaître les inconvénients qu'elles peuvent présenter au point de vue du traitement de la maladie.

Sommeil et exercice physique. — Le repos de la nuit est nécessaire au maintien d'une bonne santé. Plus qu'un autre, le syphilitique a besoin d'un nombre suffisant d'heures de sommeil, 8 heures au moins; par conséquent, si son travail ou ses distractions l'obligent à veiller, il diminue ses chances de guérison. C'est ainsi qu'on observe des syphilis graves chez les chercheurs infatigables, chez les travailleurs obstinés de même que chez les mondains et les viveurs, et il n'en faut pas chercher la cause ailleurs que dans l'insuffisance de sommeil.

L'excès contraire peut avoir des conséquences aussi fâcheuses. Les gens sédentaires, par profession ou par goût, s'anémient, s'exposent au ralentissement de la nutrition et s'ils contractent la syphilis, celle-ci s'aggravera du fait du terrain défectueux sur lequel elle évoluera.

Il faut donc s'assurer que le malade fait suffisamment d'exercice, quelques heures de promenade au grand air chaque jour, au besoin la gymnastique, l'escrime, l'équitation, le cyclisme, la chasse, peuvent être très utiles pour activer la nutrition. Tous ces exercices physiques doivent être pratiqués avec une juste mesure; dès que la fatigue survient, ils deviennent dangereux; il suffit de rappeler le cas de ce cycliste qui succomba à une myélite syphilitique, succédant aux fatigues d'une course de Paris à Amiens (Fournier).

De même les rapports sexuels, lorsqu'ils peuvent être permis, doivent être modérés chez les syphilitiques, pour lesquels les excès vénériens présentent un double inconvénient : du fait de l'irritation locale, ils favorisent l'apparition de manifestations morbides du côté des organes génitaux; ils fatiguent d'autre part et épuisent la moelle et déterminent trop souvent les localisations médullaires de la maladie.

CHAPITRE IX

Hygiène physique du syphilitique (*suite*).

Ablutions, soins de toilette, bains simples. — Les soins de toilette les plus rigoureux doivent être recommandés pendant toute la durée de la syphilis. Leur utilité est manifeste, lorsqu'on a pu comparer la fréquence et l'étendue de ces placards de syphilides vulvaires qui, chez certaines prostituées de bas étage, témoignent de leur malpropreté, à l'absence ou au peu d'importance des manifestations syphilitiques dans les régions génitales chez les femmes soigneuses[1].

Le bon entretien de la dentition et de la cavité

1. A l'infirmerie de Saint-Lazare, lorsqu'une malade présente des syphilides génitales véritablement monstrueuses, on peut affirmer, sans grande chance de se tromper, qu'il s'agit d'une prostituée clandestine, les filles soumises, surtout dans les maisons de tolérance, étant tenues à des soins de propreté qui les mettent à l'abri de pareilles manifestations.

buccale sont de première nécessité durant toutes les périodes où les malades sont soumis au traitement hydrargyrique; ils suffisent le plus souvent à éviter les stomatites. D'ailleurs, en dehors de ce cas particulier, leur utilité est incontestable surtout durant les premières années de la syphilis, car les soins hygiéniques contribuent à prévenir l'apparition des syphilides érosives de la cavité bucco-pharyngée.

Mieux encore que les ablutions, les bains simples ou aromatisés, les bains d'amidon ou de son légèrement alcalinisés par l'addition de 50 grammes de borax ou de 100 grammes de sous-carbonate de soude, en débarrassant la peau des impuretés qui peuvent la recouvrir, en assurent le bon fonctionnement. Autant leur action générale est bienfaisante, autant leur influence locale sur les syphilides cutanées papuleuses paraît insignifiante. Il faut même éviter de les laisser prendre trop chauds, car ils pourraient congestionner la peau et déterminer la multiplication des éléments éruptifs. Au contraire, lorsque l'épiderme a été excorié, dans les syphilides érosives ou ulcéreuses, la balnéation nettoie les lésions et en hâte la guérison.

Hydrothérapie. — L'emploi de l'eau froide

comme méthode adjuvante du traitement de la syphilis donne de bons résultats. Il ne faudrait cependant pas se fier aux affirmations de certains auteurs allemands, Schedel entre autres, qui admettent que l'hydrothérapie a une action spécifique sur la syphilis et peut, en dehors de tout autre traitement, en faire disparaître les manifestations.

L'hydrothérapie a surtout pour but d'activer et de relever la nutrition ; par conséquent, chez les syphilitiques, elle aide à combattre l'anémie qui accompagne si fréquemment cette maladie, elle est particulièrement efficace contre les troubles nerveux et les complications qui menacent le névraxe. De plus, l'usage de l'eau froide, en augmentant l'énergie digestive, favorise l'absorption des substances alimentaires et médicamenteuses. Fleury a observé que des malades, chez lesquels 10 centigrammes de protoiodure de mercure ne produisaient auparavant aucun accident, ne pouvaient supporter une dose quatre fois moindre sans être pris de salivation dès qu'ils étaient soumis à l'hydrothérapie froide. Lewin attribue à l'eau une action qui varie suivant sa température; d'après lui, l'eau froide faciliterait l'absorption du mercure, ce qui est absolument en accord avec ce que nous venons de voir; tandis que l'eau chaude en favoriserait l'élimination. Cette dernière observation se trouve confirmée par le fait de la tolérance exceptionnelle vis-à-vis du mercure, qu'acquièrent les malades qui sont soumis en même temps à une cure thermale.

On peut employer l'eau froide sous forme d'ablutions générales rapides à l'aide du *tub*, lorsqu'il s'agit simplement de stimuler la nutrition.

Pour obtenir des effets plus complets on a recours aux douches froides ou chaudes, et parfois on combine les actions différentes de températures opposées (douches écossaises).

Au début de l'infection syphilitique et pendant la période secondaire, l'hydrothérapie est surtout employée contre l'état de dénutrition du malade et aussi pour faciliter, suivant les cas, l'absorption ou l'élimination du mercure. C'est également un traitement préventif contre les manifestations cérébro-médullaires.

Plus tard, à la période tertiaire, elle est surtout dirigée contre les localisations nerveuses de la syphilis. Certains accidents cérébraux, particulièrement la céphalée rebelle, les vertiges, les éblouissements cèdent fréquemment à la douche céphalique accompagnant la douche générale en éventail de très courte durée. Charcot et Fournier indiquent exclusivement dans l'épilepsie syphilitique les frictions mercurielles et les douches froides. De même on modifie heureusement les phénomènes douloureux siégeant le long de la colonne vertébrale, au niveau du tronc ou des membres, dans la syphilis médullaire, en joignant à l'emploi du drap mouillé des affusions froides à jet brisé le long du rachis.

La cachexie qui accompagne les syphilis graves est une indication formelle à l'emploi longtemps prolongé, soit de la douche écossaise, soit de la douche alternative.

Thalassothérapie. — La syphilis n'est pas directement influencée par les bains de mer, c'est l'organisme qui est favorablement modifié et acquiert ainsi une force de résistance plus grande. Les syphilitiques débilités ou lymphatiques se trouvent très bien d'un séjour au bord de la mer. L'influence du grand air, de l'atmosphère saline contribuent à améliorer leur état général; de plus l'action des bains de mer sur l'efficacité du traitement spécifique est particulièrement favorable et permet de traiter avec succès des syphilis qui jusque-là paraissaient rebelles au mercure.

Certains malades, arthritiques ou nerveux, tolèrent mal l'excitation provoquée par les bains de lame. En général ils supportent mieux les bains de mer chauds, qui facilitent dans des proportions remarquables l'élimination du mercure (R. W. Taylor).

Le séjour à la mer n'est absolument contre-indiqué que pour les malades dont le système nerveux est trop impressionnable, les rhumatisants trop sensibles ou les sujets qui, en dehors de leur syphilis, sont affectés de dermopathies, d'affections des voies respiratoires ou de troubles cardiaques qu'exaspère l'air salin.

Les faits signalés par M. Deligny[1] montrent que l'abus des bains de mer (quatre bains par jour, chacun d'une durée prolongée) peut provoquer une excitation générale et cutanée qui réveille parfois une syphilis en apparence guérie. Mais pour arriver à un pareil résultat, il faut avoir recours à de véritables excès de balnéation en désaccord avec toutes les règles de l'hygiène et de la prudence. De plus, les observations rapportées par l'auteur sont si peu nombreuses qu'il est impossible d'établir comme règle que ce trai-

1. Deligny, *Action des bains de mer dans les syphilis latentes* (*Ann. d'hydrologie*, 1882-1883, t. XXVIII, p. 126).

tement marin intensif puisse devenir une pierre de touche de la syphilis et possède une action révélatrice de cette maladie, lorsque sa guérison n'est qu'apparente.

Chez les débilités, lorsqu'un séjour à la mer est impossible, et chez les enfants chétifs hérédo-syphilitiques, on peut avoir recours à des bains chauds, dont la composition est voisine de celle de l'eau de mer. On ajoute à chaque bain 8 kilogrammes de sel gris, 4 kilogrammes de sulfate de soude, 3 kilogrammes de chlorure de magnésium et 700 grammes de chlorure de calcium. On fait encore usage, dans le même but, de bains au sel de thalasse ou eau-mère concentrée, à la dose de 1 à 2 kilogrammes par bain, ou plus simplement de bains ordinaires contenant 3 à 4 kilogrammes de sel marin.

D'après Vatraszewski[1] (de Varsovie), les bains à 35° avec 4 p. 100 de sel marin, en irritant un peu la peau, favorisent les échanges nutritifs et le dédoublement des albuminoïdes. Il compare l'action de ces bains à celle de certaines affection aiguës (érysipèle, rougeole, pneumonie) au cours desquelles les syphilides disparaissent par

1. Vatraszewski, *Ve Congrès des médecins russes* (*Section des maladies vénériennes*), 28 décembre 1893.

suite de l'élévation des échanges nutritifs. Ces bains ont en outre l'avantage de faciliter l'action du mercure, qui a toujours une tendance à donner des albuminates en se combinant avec les tissus les moins résistants de l'organisme, c'est-à-dire dans le cas particulier avec celui des syphilides; or les bains favorisent l'élimination de ces tissus détruits. A la suite de cette communication, le Dr Nikolski faisait remarquer que la bonne influence de ces bains salés et chauds est sous la dépendance du système vaso-moteur du malade, car chez certains sujets dont la sensibilité cutanée est exagérée, ils provoquent au contraire une recrudescence de l'éruption. Il faut donc n'en faire usage qu'avec une certaine circonspection.

Frictions et massage. — On peut toujours faire suivre avec avantage les bains, quelle que soit leur nature, de frictions sèches au gant de crin, de frictions alcooliques, qui ont pour but d'activer la circulation périphérique et de réveiller la nutrition, à la condition que l'intégrité des téguments le permette.

Il en est de même du massage, qui semble dans certains cas agir non seulement sur l'état général, mais encore sur les lésions locales.

M. Balzer[1] fait remarquer qu'on peut obtenir de bons effets du massage dans le traitement de certaines éruptions secondaires (syphilides papuleuses lenticulaires, syphilides papuleuses miliaires, etc.) sur lesquelles le traitement spécifique reste sans action. Dans un cas de syphilides papuleuses, remarquable par leur pigmentation, et rebelles à tout traitement, il a essayé le massage des éléments éruptifs. Le massage a été commencé au mois de septembre; les séances duraient une demi-heure ou trois quarts d'heure tous les jours; elles consistaient en frictions profondes, étendues à tout le membre, et de plus en pétrissages, en malaxations de la peau préalablement saupoudrée de talc au niveau de chaque élément éruptif. Au bout de quatre semaines, les syphilides s'étaient beaucoup décolorées dans tous les points, aussi bien aux membres inférieurs qu'aux supérieurs. Certains macules avaient complètement disparu; sur d'autres on voyait encore persister la rougeur. L'action du massage s'arrêta là, et quelques jours après on le supprima, après s'être convaincu qu'il ne produisait plus d'effet appréciable.

1. Balzer, *France médicale*, n° 2, p. 18, 1891.

Cures de chaleur. — Nous avons déjà indiqué les bons effets de l'hydrothérapie chaude sur l'élimination du mercure. Plusieurs auteurs ont attiré l'attention sur les résultats obtenus à l'aide de cures de chaleur, dont l'action sur les syphilides cutanées est très marquée. Ces cures consistent dans l'usage de bains d'eau ou de vapeur d'eau ou d'air, à une température élevée, ou d'applications chaudes sur les points des téguments qu'on veut modifier; on peut y joindre l'influence favorable de la sudation.

Radestock[1] commence ce traitement dès le début de la syphilis, alors que le malade n'est encore porteur que d'un chancre. Il prescrit plusieurs fois chaque semaine des bains chauds à 37°,5 et de plus d'une demi-heure de durée jusqu'à l'apparition de l'exanthème. Dans les cas où l'on fait une cure de frictions mercurielles, le bain n'est pris que les jours de repos. On entretient encore la sudation qui se produit après le bain, en donnant aux malades du thé chaud ou en leur faisant des injections sous-cutanées de 2 centigrammes de pilocarpine, ou encore en prescrivant des bains de vapeur de plusieurs heures de

1. Radestock, *Ueber Schwitz-Curen bei Syphilis* (*Therapeut. Monatschr.*, 1889, n° 2).

durée. L'auteur n'a jamais constaté d'accidents à la suite des injections de pilocarpine; elles ont seulement une action débilitante plus marquée que les simples bains de vapeur; aussi conseille-t-il de ne les employer que tous les deux jours[1]. Avec l'administration interne du mercure, il prescrit d'ordinaire, mais principalement dans les cas graves, des sudations quotidiennes. On fait la cure de sudation encore une fois après la guérison apparente de la maladie, et on la continue éventuellement pendant des années à des intervalles plus éloignés.

Tarnowski (de Saint-Pétersbourg) a inspiré de nombreux travaux sur l'action de la chaleur locale dans le traitement de la syphilis. Mais il a soin de reconnaître que l'usage de la chaleur, qui active la résorption des syphilides cutanées, ne saurait d'aucune façon être considéré comme un traitement spécifique de la syphilis. Voici quelques-unes des conclusions du travail de Borowski[2], l'un de ses élèves : Les bains d'eau et d'air chauds augmentent invariablement l'élimination du mercure par les urines, et cela en raison directe de leur

1. L'emploi de la pilocarpine nous paraît absolument contre-indiqué dans la syphilis, car c'est une médication épuisante et cachectisante.

2. Borowsky, *Thèse de Saint-Pétersbourg*, 1889.

température. Un organisme mercurialisé peut être complètement débarrassé du mercure par la chaleur sous tous ses modes. La stomatite mercurielle peut être guérie plus promptement par la chaleur que par tous les autres moyens. Chez les malades prédisposés à l'hydragyrisme, l'emploi de la chaleur constitue un moyen préventif qui permet de continuer le traitement mercuriel. Les bains d'air chaud, grâce à la transpiration qu'ils provoquent, activent l'élimination du mercure par les glandes sudoripares. La quantité totale de sueur excrétée pendant un bain s'élève à près de 400 c. c., et celle du mercure pour cette quantité de sueur à environ 1,6 milligramme. Les bains d'air chaud sont plus aisément supportés que ceux d'eau chaude à 36°,6, qui provoquent parfois des syncopes; de plus, chez les sujets dont l'appareil circulatoire est malade, l'emploi de l'eau chaude exige les plus grandes précautions. Le traitement de la syphilis par la chaleur seule (un ou deux bains quotidiennement pendant quinze jours) est incapable de procurer une cure complète, sans l'adjonction du mercure.

Il résulte des recherches de Kalachnikoff[1] que

1. P. J. Kalachnikoff, *Vratch*, 1891, n° 2, p. 33.

les applications chaudes locales, à des températures très élevées, peuvent être considérées comme un traitement agissant sur les éléments éruptifs de la syphilis aux points où on les place. Cette méthode contribue puissamment à la résorption rapide des syphilides cutanées. On observe, il est vrai, quelquefois des récidives ou des rechutes sur les régions mêmes ainsi traitées; mais elles sont sensiblement moins fréquentes qu'avec les autres modes de traitement.

Oussas et Maïew[1] ont également signalé les bons effets de la chaleur dans les cas de syphilides qui traînaient en longueur.

C'est encore la seule influence favorable de la chaleur qui explique la vogue dont jouissent aux États-Unis les sources chaudes de l'Arkansas dans le traitement de la syphilis.

Dans certains cas de syphilis ayant résisté aux traitements habituels, tant locaux que généraux, M. Tzechanovitsch[2] s'est bien trouvé de l'application de la chaleur locale sèche. Son traitement consistait dans l'application, sur les points malades, d'un sac en caoutchouc rempli d'eau chaude

1. Oussas et Maïew, *Société de syphiligraphie et de dermatologie de Saint-Pétersbourg*, 30 octobre 1891.

2. Tzechanovitsch, *Journ. de médecine milit. russe*, juin 1894.

à une température variant entre 35 et 40°, une serviette sèche étant interposée entre le sac et les téguments. Les résultats obtenus au moyen de ce traitement furent très satisfaisants. L'interprétation que donne Tzechanovitsch pour expliquer l'efficacité de ce traitement s'accorde avec les idées déjà défendues par Stepanoff. Il se produirait, sous l'influence de la chaleur, une action vaso-dilatatrice accélérant le torrent sanguin, diminuant la stase dans les capillaires, et déterminant ainsi, par cette suractivité, des modifications de la nutrition des éléments cellulaires qui se transforment, se désagrègent plus vite et sont ainsi plus aisément résorbés. C'est de cette façon qu'on peut comprendre la disparition rapide des tissus néoformatifs. Accessoirement la chaleur agit encore favorablement sur les malades par son influence sédative.

En résumé, sans vouloir donner une importance excessive aux cures de chaleur, on voit que le médecin possède dans les bains chauds un puissant adjuvant. Ils sont superflus dans les syphilis bénignes et chez les sujets qui supportent bien le traitement hydrargyrique. Mais dans les cas où les éruptions cutanées sont confluentes et rebelles, lorsque le mercure s'accumule dans l'organisme et provoque des accidents d'intoxication, on obtiendra d'excellents résultats de l'usage répété des bains d'eau à une température très élevée, des bains de vapeur, et mieux encore des bains d'air chaud, des bains turcs, qui provoquent une sudation abondante et sont généralement très bien supportés.

CHAPITRE X

Hygiène physique du syphilitique (*suite*).

Cures d'air. Changements de climats. — Les syphilitiques doivent éviter autant que possible certains climats excessifs à températures trop basses; il faut de plus les détourner de se rendre dans les pays malsains, surtout ceux où règnent la dysenterie ou la malaria, à cause de leur influence fâcheuse sur l'état de l'intestin ou du foie. D'une façon générale les pays froids et surtout les hautes altitudes paraissent nuisibles aux syphilitiques. Fournier a remarqué la fréquence remarquable des lésions nasales tertiaires chez les Russes. M. Mauriac cite l'opinion du Dr Emery (de Buenos-Ayres), qui prétend que les syphilis les plus sévères sont celles du Pérou, des Cordillières, du Chili, dans les régions au-dessus de 1 000 mètres d'altitude. D'après lui, au nord-ouest de la République Argentine, qui est sa partie la plus élevée, la syphilis est beaucoup plus sérieuse que dans les parties basses. Au Paraguay, par contre, la syphilis est extrêmement fréquente, mais reste bénigne, parce que la température très chaude favorise la transpiration. C'est ainsi, d'après M. Emery, qu'il faudrait interpréter la gravité de la syphilis dans les pays de haute altitude et de température froide, tout ce qui contrarie le fonctionnement de l'émonctoire cutané étant nuisible.

Dans nos climats tempérés, il n'y a guère de prescription spéciale à faire aux syphilitiques. Le plus souvent rien ne nécessite un changement dans leur existence courante.

Cependant, parfois, l'anémie de la période secondaire, la cachexie syphilitique, l'état moral du malade, exigent un changement d'air, un séjour prolongé à la campagne, parfois même un déplacement dans une station appropriée à leur état. C'est surtout lorsque la syphilis se greffe sur le lymphatisme ou la scrofule qu'on peut compter sur l'efficacité des cures d'air.

Pour l'hiver on enverra les malades dans des stations du Midi, à climat maritime de préférence, à moins de contre-indication.

On peut diviser ces stations en deux groupes [1] :

Le *premier groupe* comprend les stations à climat humide; la température y conserve une grande égalité; leur caractère sédatif est très prononcé et les rend spécialement recommandables pour les sujets à système nerveux impressionnable.

Ce sont : Madère, Pau (cette station, éloignée de la mer, convient particulièrement aux sujets exposés aux dermopathies), Arcachon, Biarritz, Pise, Venise, Palerme, Ajaccio, Alger, Catane, etc.

Le *deuxième groupe* comprend des stations dont le climat est sec et a une influence tonique et même excitante. Elles conviennent surtout aux lymphatiques, aux scrofuleux, aux débilités.

Ce sont : Gênes, Hyères, Saint-Raphaël, Cannes, Nice, Menton, Monaco, Bordighera, San Remo, Alassio, Pegli, Le Caire, Malaga, etc.

De Valcourt a fait la classification suivante des stations hibernales françaises :

Climat sédatif : Pau [2].

Climat tonique peu excitant : Le Cannet.

Climat tonique et passablement excitant : Amélie-les-Bains, Hyères, Cannes.

1. Proust, *Cours d'hygiène professé à la Faculté de médecine de Paris*, 1896, et De la Harpe, *Formulaire des stations d'hiver et d'été.*

2. Il faut y joindre Arcachon et aussi Biarritz, qui est cependant plus exposé à l'action excitante des vents marins.

Climat tonique et excitant : Menton, Costebelle, Cannes.

Climat tonique et très excitant : Nice.

Pour l'automne et le printemps il existe des stations de passage, où le climat est particulièrement favorable à ces époques de l'année. Généralement les malades y font une cure de petit-lait ou de raisins. Citons : Arco, Méran, Lugano, Locarno, Pallanza, Montreux.

Kisch a réuni en une sorte de calendrier les stations où un malade trouvera le climat le plus favorable suivant la saison. Il ne s'est pas occupé des mois d'été.

Septembre : Arco, Baden-Baden, Bex, Montreux, Saint-Beatenberg, Falkenstein, Gersau, Gœrbersdorf, Gries, Interlaken, Ischl, La Spezia, Lugano, Méran, Pallanza, Reichenhall, Soden, Vevey, Wiesbaden.

Octobre : Arco, Baden-Baden, Bordighera, Gries, La Spezia, Lugano, Méran, Pallanza, Pau, San Remo, Venise, Montreux, Vevey, Wiesbaden.

Novembre, décembre, janvier et février : Ajaccio, Acireale, Alger, Arco, Bordighera, Le Caire, Cannes, Catane, Gries, Madère, Méran, San Remo, Venise, Wiesbaden.

Mars : Acireale, Arco, Catane, Montreux, Gries,

La Spezia, Méran, Nervi, Palerme, Pallanza, Pau, Pegli, Pise, Venise.

Avril : Arco, Baden-Baden, Bex, Bordighera, Cannes, Gersau, Gries, La Spezia, Menton, Méran, Montreux, Nervi, Nice, Pallanza, Pegli, Pise, Venise, Wiesbaden.

Biarritz et surtout Arcachon présentent un climat très favorable pendant tout l'hiver, le printemps et l'automne.

Pendant les mois d'été, on peut recommander les bains de mer, surtout sur les côtes de Bretagne, de Normandie ou de la Manche; les pays de montagne comme les Pyrénées, l'Auvergne, le Jura, les Vosges, le Dauphiné, la Suisse, le Tyrol, etc.

Voyages. — Chez certains malades, il faut non seulement recourir au changement d'air pour les tonifier, mais encore il faut obtenir qu'ils changent de milieu, qu'ils soient distraits de leurs préoccupations par des spectacles constamment nouveaux; en un mot il faut les faire voyager. Ces malades sont surtout les syphiliophobes, ceux qu'épuise une vie de travail, de préoccupations ou d'excès, ceux qui sont prédisposés aux manifestations nerveuses de par leur hérédité. Encore faut-il que ces voyages ne soient pas trop rapides, ni trop fatigants, que les distractions soient modérées.

On pourrait dans certains cas avoir recours aux voyages sur mer entrepris dans un but thérapeutique. Ces voyages, que Laënnec recommandait déjà pour les tuberculeux, procurent l'avantage d'assurer un séjour prolongé dans une atmosphère humide, sédative et cependant fortifiante. Tout est disposé pour impressionner favorablement le moral : l'uniformité de la vie, le spectacle si attachant de la mer, l'absence de préoccupations, de soucis ou d'excitation, le repos combiné avec un bon régime. Ce genre de vie constitue en somme un traitement sédatif, tonique et réparateur.

Cependant ces voyages sont impossibles pour les sujets trop susceptibles au mal de mer, pour les rhumatisants, ceux qui souffrent d'affections cutanées, qu'exaspère l'air de la mer.

Les Anglais ont organisé, spécialement pour les tuberculeux, des voyages sur des navires à voile dans l'Atlantique. Ces navires vont dans l'Amérique du Sud ou en Australie par le Cap. La traversée est de soixante-dix à quatre-vingt-dix jours, il faut compter le même temps pour le retour. Il est certain que pour des syphilitiques il ne serait pas nécessaire que les voyages fussent aussi prolongés; deux mois de mer à la belle saison seraient parfaitement suffisants.

III. — CURES THERMO-MINÉRALES

CHAPITRE XI

Cures minérales sulfureuses.

Les eaux minérales employées dans la cure de la syphilis sont en grand nombre, et lorsqu'on passe en revue leur longue énumération on est surpris de voir combien leur minéralisation est souvent différente. C'est qu'en effet aucune d'elles n'a droit à être considérée comme spécifique de la maladie, aucune ne possède sur le virus syphilitique une action comparable, même de très loin, à celle du mercure et de l'iodure de potassium. Les bons effets qu'on en obtient portent bien plutôt sur l'état général du malade que sur sa maladie elle-même; ces cures minérales combattent une tare passagère ou permanente de l'organisme qui complique et aggrave la syphilis, mais ne se confond pas avec elle.

Dans certains cas c'est contre l'état de déchéance physique où la syphilis a placé le malade, contre l'anémie, contre la cachexie, qui dérivent de l'intoxication spécifique, qu'est dirigée la cure thermale ; dans d'autres, ce sont certaines adultérations organiques antérieures à la syphilis, mais qui la compliquent et l'aggravent : le lymphatisme, la scrofule, l'arthritisme, les névropathies, que combattent avec succès les eaux minérales.

De toutes les eaux minérales ce sont celles qui contiennent du soufre qui ont été de tout temps le plus couramment employées contre la syphilis. Aussi est-ce principalement sur leur étude que nous nous étendrons dans les pages qui vont suivre.

Eaux minérales sulfureuses. — Nous ne nous arrêterons pas à discuter la prétendue vertu spécifique, contre la syphilis, des eaux sulfureuses. Pas plus que les autres eaux minérales, celles qui contiennent du soufre n'ont le pouvoir de guérir la syphilis à elles seules. Il est bien certain qu'il y a d'assez nombreux cas de manifestations syphilitiques qui ont disparu après une cure thermale sulfureuse ; mais ne voit-on pas que bien des accidents spécifiques disparaissent d'eux-mêmes chez des malades qui ne se traitent d'aucune façon.

Nous allons successivement passer en revue l'utilité des eaux sulfureuses, leurs inconvénients, leur mode d'emploi dans le traitement de la syphilis.

L'emploi des eaux sulfureuses est justifié par différentes propriétés qu'on leur accorde généralement vis-à-vis de la syphilis : leur action tonique et reconstituante d'une part, de l'autre leur action favorable sur les effets du traitement spécifique lorsqu'on les emploie conjointement au mercure et à l'iodure de potassium ; enfin on attribuait autrefois aux eaux thermales sulfureuses une troisième propriété, d'une importance capitale si elle était démontrée ; on accordait à ces eaux un pouvoir révélateur vis-à-vis de la syphilis latente ; elles constitueraient une pierre de touche permettant de dénoncer la maladie lorsqu'elle semblait guérie depuis un long temps. Nous reviendrons à la fin de ce paragraphe sur la discussion de cette action révélatrice qui ne compte plus guère aujourd'hui de défenseurs.

D'une façon générale toute cure sulfureuse est contre-indiquée chez les artério-scléreux, les grands nerveux, les sujets prédisposés aux congestions viscérales et les malades atteints d'une affection hépatique.

Action tonique. — Lorsqu'on soumet les malades à une cure d'eaux sulfureuses, en dehors de tout traitement spécifique, il faut avoir grand soin de tenir compte de l'âge de la syphilis et de l'état général du malade. En effet l'eau sulfureuse en boissons, en douches, en pulvérisations, en inhalations, en bains, détermine le plus souvent une excitation générale prononcée, une irritation des téguments très marquée, surtout si l'usage des eaux est fréquent et prolongé et si leur température est élevée. Dans ces conditions, à la période secondaire, alors que les manifestations de la maladie ont tendance à se reproduire à intervalles rapprochés, alors que la syphilis est dans toute son effervescence, il serait imprudent de conseiller une cure sulfureuse aux malades; elle n'aurait pour résultat que de multiplier, d'exaspérer les accidents qui se révèlent sur la surface tégumentaire. Les eaux sulfureuses simples et les eaux sulfureuses chlorurées très chaudes ont plus spécialement la propriété de déterminer cet appel à la peau chez les syphilitiques secondaires. Au contraire, d'après M. Royer, les eaux sulfureuses iodurées n'auraient pas cet inconvénient. Leur action ne provoque guère qu'une stimulation légère et les manifestations spécifiques s'en trouvent bien influencées, car leur disparition est rapide. On a d'ailleurs observé des effets analogues, bien que beaucoup plus rarement, avec les autres eaux sulfureuses et on a signalé des cas où la cure thermale avait coïncidé avec la disparition d'accidents secondaires. On a établi un rapprochement entre ces guérisons et le fait que le plus souvent ces malades avaient été soumis depuis peu à un traitement mercuriel et on a supposé que l'usage des eaux sulfureuses avait eu pour résultat de verser à nouveau dans la circulation le mercure resté en réserve dans les organes et de soumettre l'organisme à une imprégnation hydrargyrique tout comme si on avait institué pendant la cure minérale un traitement mercuriel intensif. Cette explication ingénieuse trouverait un appui dans ces faits où on a signalé des phénomènes d'intoxication mercurielle et même de la salivation chez les malades traités dans une station sulfureuse, alors qu'ils n'avaient pas absorbé de mercure depuis longtemps. Les recherches chimiques les plus récentes, notamment les travaux de Desmoulières[1], permettent

1. Desmoulières, *Ann. des Mal. vénér.*, février 1908.

d'admettre qu'une partie du mercure absorbé se transforme en composé organique insoluble, demeurant inerte dans les tissus, sans produire d'action curative. Sous l'influence d'une cure sulfureuse le gaz acide sulfurique transforme ce composé mercuriel insoluble en sulfate de mercure qui diffuse rapidement et est versé à nouveau dans la circulation générale où son excédent est neutralisé par l'hydrogène sulfureux, puis éliminé. D'ailleurs les analyses d'urines faites dans le service du professeur Gaucher par Chatin et par Bertier ont nettement montré qu'une cure sulfureuse remet en circulation le fond de mercure accumulé dans les tissus et en active en même temps l'élimination.

Lorsque la période secondaire est passée, alors que le retour incessant des manifestations n'est chez les lymphatiques ou les rhumatisants plus autant à craindre, on pourra constater chez un syphilitique anémié ou même cachectisé les bons effets stimulants et toniques des eaux sulfureuses[1]. Encore faut-il qu'elles soient bien indi-

1. Le soufre a une action antifermentescible sur le contenu de l'estomac et de l'intestin; il relève la fonction hépatique et déblaie la veine porte et le foie des déchets qui les encombrent chez le syphilitique; il excite le système nerveux,

quées par le mauvais état général du sujet, car dans le cas d'une syphilis bénigne ou moyenne, chez un sujet vigoureux ayant bien supporté les atteintes de la maladie, une cure thermale aurait plutôt de mauvais résultats, comme nous le verrons plus loin en parlant de la prétendue action révélatrice des eaux sulfureuses.

En résumé, lorsqu'on veut employer les eaux minérales sulfureuses en dehors du traitement spécifique, on ne doit en attendre de bons effets que chez les syphilitiques tertiaires dont l'organisme est affaibli par l'anémie, le lymphatisme ou l'arthritisme. Or un très grand nombre de sujets échappent à ces indications ; ce qui explique d'ailleurs pourquoi tant de syphilitiques guérissent et guérissent bien sans avoir été soumis à aucune cure thermale.

Il y a plus, les eaux sulfureuses sont absolument contre-indiquées, lorsqu'on n'y joint pas le traitement mercuriel, chez les malades qui ont eu une poussée éruptive récente, ou qui sont en imminence de manifestations nouvelles, c'est-à-dire chez les syphilitiques en pleine période

active la circulation générale et les fonctions glandulaires et augmente les éliminations. (E. Emery et A. Chatin, *Thérapeutique clinique de la syphilis*, Paris, 1909.)

secondaire. C'est là une règle admise par tous les hydrologistes français.

Action adjuvante par le traitement spécifique. — L'action minérale des eaux sulfureuses qui semble en somme assez limitée lorsqu'on n'a recours qu'à elle seule, prend une valeur très grande lorsqu'on y joint les effets du traitement spécifique.

C'est un fait d'observation depuis longtemps connu que le soufre favorise l'élimination du mercure. On cite toujours à ce propos la pratique de Werbeeck, qui s'était acquis une renommée particulière pour le traitement du tremblement mercuriel auprès des ouvriers d'une fabrique de glaces, en leur administrant un remède secret qui n'était autre qu'un simple diaphorétique composé de fleur de soufre, de nitre et d'une infusion de sambuc. Or il mettait une toile cirée dans le lit des malades et, pendant les crises de sueur, recueillait une quantité prodigieuse de mercure sous forme de poudre noire.

Il semble donc que le soufre favorise la diffusion du mercure dans la circulation et par suite dans tous les points de l'organisme et particulièrement au niveau de la peau, portant, comme on l'a dit, le médicament là où est le mal. On remarque bien que, chez des sujets qui sont sous l'influence du traitement mercuriel, les bains sulfureux déterminent des dépôts noirâtres sur les téguments : c'est du sulfure d'hydrargyre, qui est dû sans doute à la combinaison du mercure, au moment où il est éliminé par la peau, avec le soufre que contient l'eau. Astrié pense que le soufre transforme les chloro-albuminates de mercure en composés solubles susceptibles de rentrer dans la circulation et d'être éliminés à peu près exclusivement par la peau dont la nutrition est stimulée. Cathelineau[1] a observé que, chez des malades soumis à des frictions mercurielles, l'influence des bains sulfureux à base de trisulfure de potassium faisait diminuer d'un tiers le taux du mercure éliminé par les urines ; cela s'explique par ce fait que les eaux sulfureuses transforment en sulfure de potassium insoluble et par conséquent inassimilable le mercure resté sur la surface tégumentaire ; par suite, si la quantité du mercure assimilé est moindre, il n'est pas étonnant que la quantité éliminée diminue parallèlement.

Les intéressantes expériences de Berestonsky[2]

1. Cathelineau, *Arch. gén. de médecine*, juillet 1894.
2. Berestonsky, *Travaux de la Société russe de Balnéologie*, 1886.

montrent que le mercure reste longtemps accumulé dans l'organisme après un traitement hydrargyrique et qu'il ne s'élimine que sous l'influence des bains sulfureux; c'est ainsi que l'examen chimique décela la présence de mercure dans les urines de malades qui avaient suivi un traitement hydrargyrique plusieurs années auparavant, après un certain nombre de bains sulfureux. La quantité de mercure dans l'urine augmentait en raison directe du nombre de bains. Cette accumulation du mercure, restant longtemps en réserve dans l'organisme et cette influence éliminatrice toute spéciale du soufre, expliquent les stomatites qu'on a constatées parfois, dit-on, au cours du traitement sulfureux chez des malades qui depuis plusieurs mois ne prenaient plus de mercure. Cathelineau a montré que sous l'influence des bains sulfureux le coefficient d'oxydation des urines s'élève notablement, ce qui dénote une suractivité des échanges nutritifs suffisant à déterminer l'élimination du mercure jusque-là immobilisé dans l'organisme. Chatin et Bertier ont constaté que, sous l'influence de la cure sulfureuse, les reins éliminaient des quantités considérables de mercure chez des malades qui n'étaient plus soumis au traitement hydrargyrique depuis près d'un mois:

En facilitant l'élimination du mercure, les eaux sulfureuses présentent encore l'avantage d'éviter les intoxications hydrargyriques. De fait les clients de stations sulfureuses soumis à un traitement mercuriel ne salivent pour ainsi dire jamais. De plus la diffusion du remède spécifique dans tout l'organisme en multiplie l'action et, sous l'influence des bains sulfureux, on obtient les effets les plus satisfaisants avec de moindres doses de mercure.

D'après Bazin les eaux les plus efficaces contre l'intoxication hydrargyrique sont les eaux sulfureuses chlorurées sodiques et bromo-iodurées, parce qu'en décomposant les albuminates mercuriels, elles donneraient lieu à des biiodures et à des bibromures solubles et activeraient ainsi l'élimination du mercure par les émonctoires.

Après ce court apercu de la façon dont la balnéation sulfureuse agit sur le mercure, il faut envisager dans quels cas le médecin est en droit d'avoir recours à ce précieux adjuvant.

D'une façon générale il est d'un puissant secours dans toutes les syphilis dans lesquelles le traitement convenablement administré agit peu ou pas : c'est-à-dire tout d'abord dans ces cas où les rechutes sont incessantes, déjouant toute thérapeutique ; souvent ces manifestations présentent des caractères de bénignité incontestable, mais leur succession ininterrompue témoigne de la vitalité de la syphilis; il faut un coup de fouet à l'organisme pour se débarrasser de ce virus toujours vivace; ces malades ne retrouveront le bénéfice de la médication spécifique qu'en y joignant une cure thermale sulfureuse.

Une autre indication à la cure minérale mixte est fournie par la gravité même de certains accidents qui se révèle par l'impuissance du traitement spécifique, par leurs localisations dangereuses (ostéopathies ou encéphalopathies), par leur précocité (syphilis maligne précoce). Dans ces cas où il faut obtenir une réaction puissante de l'organisme et de prompts résultats du traitement, il ne faut pas hésiter à faire appel à l'union si efficace du soufre et du mercure. Mais il faut user de circonspection lorsqu'il s'agit de mettre en œuvre toutes les ressources de la médication thermale, car les sudations trop abondantes, les bains à des températures trop élevées fatiguent et affaiblissent les malades et parfois déterminent des accidents cérébraux.

La cachexie syphilitique, cet état de malaise général sans localisation, qui débilite et mine peu à peu certains malades malgré toutes les tentatives thérapeutiques, résiste souvent au mercure et à l'iodure, parfois aussi aux cures sulfureuses simples, dont nous avons cependant signalé déjà les bons effets en pareils cas. Mais vient-on à unir le traitement spécifique à la cure minérale, en peu de jours les forces vitales de l'organisme se relèvent et prennent rapidement le dessus.

Enfin il est des malades, les uns saturés par un traitement trop intensif, les autres intoxiqués du fait d'une intolérance particulière au mercure, chez lesquels l'élimination du médicament se régularise sous l'influence de la balnéation sulfureuse et produit des effets curatifs qu'on ne pouvait obtenir auparavant.

On voit donc qu'en somme le traitement minéral sulfureux, combiné au traitement spécifique, donne les meilleurs résultats soit dans la syphilis maligne précoce, soit au cours de la période tertiaire de la syphilis, lorsque les rechutes sont incessantes, que les lésions présentent des caractères de gravité spéciaux et que le mercure joint à l'iodure ne donne pas de résultats. La cure thermale mixte n'est guère utile à la période secondaire, sinon dans les cas de syphilis maligne précoce. Enfin il faut encore y recourir dans les cas de saturation ou d'intolérance mercurielle, pour régulariser l'élimination et l'action du remède spécifique.

Action révélatrice. — On a attribué aux eaux sulfureuses une propriété toute spéciale, celle de dénoncer la persistance de vitalité d'une syphilis, qui semble éteinte depuis longtemps. D'après cette théorie, lorsqu'un malade désire savoir s'il est débarrassé définitivement de la syphilis, dont il n'a eu aucun accident depuis longtemps, il suffirait de l'envoyer faire une saison dans une station sulfureuse. Si, sous l'influence de la balnéation, il ne voyait survenir aucun retour de la maladie, il pourrait se considérer comme guéri.

Ce traitement d'épreuve, conseillé par Anglanda, puis par Lambron (de Luchon), fit d'abord fortune et fut appliqué un peu partout à la plupart des syphilitiques. Cependant Ricord, en 1857, émettait déjà des doutes sur la valeur et l'opportunité de cette méthode. Aujourd'hui, à la suite des études consciencieuses qui ont été faites sur ce sujet et particulièrement du travail de M. de Lavarenne[1], il est bien peu de médecins qui n'y aient renoncé.

1. De Lavarenne, *Étude critique sur le traitement d'épreuve*, Soc. d'hydrol. méd. de Paris, t. XXVIII.

Les prétendus avantages du traitement d'épreuve ne résistent pas en effet au plus simple examen. Sous l'influence excitante de la balnéation sulfureuse, il n'est pas étonnant qu'il se fasse une poussée nouvelle du côté des téguments; la plupart des dermopathies en donnent des exemples bien plus constants que la syphilis. Mais cette poussée vers les téguments est-elle fatale, lorsqu'il reste encore dans l'organisme quelque trace du virus syphilitique? Les exemples de malades ayant subi un et même plusieurs traitements thermaux sulfureux sans réveil apparent de la syphilis, qui voient quelques mois après survenir des manifestations non douteuses, sont si fréquents, qu'il est inutile d'insister sur le peu de sécurité que donnerait cette méthode si elle avait une valeur quelconque.

Mais lorsque le traitement d'épreuve a déterminé une éruption spécifique, que peut-on en conclure? Assurément la maladie n'est pas guérie, mais en provoquant ces accidents nouveaux a-t-on fait œuvre utile pour le malade? Nous ne croyons plus guère aujourd'hui qu'une éruption puisse être une crise heureuse qui débarrasse l'organisme d'une certaine quantité de virus. Alors pourquoi réveiller une affection qui serait peut-être restée latente et par suite, pour ainsi dire, guérie?

En somme le traitement d'épreuve, s'il reste sans résultat, ne donne aucune garantie ; s'il provoque une éruption, ne donne aucun bénéfice. Mais il y a plus, il peut être suivi des accidents les plus graves. Jullien[1] en rapporte quelques exemples démonstratifs, des manifestations sur les centres nerveux (hémiplégie) ou sur les os (carie des os du nez) ayant immédiatement suivi la cure sulfureuse.

Nous ne saurions terminer ce paragraphe sur la prétendue action révélatrice des eaux sulfureuses, sans citer en entier l'éloquente protestation par laquelle Fournier[2] s'est élevé contre ce préjugé : « Une croyance très accréditée parmi les gens du monde attribue aux eaux minérales sulfureuses la propriété singulière de déceler, de révéler, de « faire sortir » la vérole chez les sujets syphilitiques non encore guéris de leur maladie. Aussi, dans cette opinion, quantité de malades s'acheminent-ils chaque année vers telle ou telle station sulfureuse, soit de leur propre inspiration, soit sur le conseil de leurs médecins. Et là ils prennent religieusement les eaux pendant les

1. Jullien, *Traité pratique des maladies vénériennes*, p. 1195.
2. Fournier, *Syphilis et mariage.*

vingt et un jours traditionnels, attendant non sans anxiété le résultat de leur cure. D'après eux, s'il ont encore quelque chose dans le sang, les eaux le feront sortir, tandis que s'ils n'ont plus rien, s'ils sont guéris, rien ne sortira. Dans la première alternative, l'apparition de nouveaux symptômes syphilitiques à la peau sera l'indice d'un nouveau traitement à subir; et, dans la seconde, l'absence de manifestations extérieures constitue un témoignage de guérison... Eh bien, cette prétendue action révélatrice des thermes sulfureux est bien loin d'être ce qu'on la suppose bénévolement. Il s'en faut et de beaucoup qu'elle dévoile l'inconnu, suivant l'expression consacrée, et qu'elle nous fournisse de la sorte un critérium de guérison ou de non-guérison de la syphilis. Sans nul doute les eaux sulfureuses peuvent bien, en quelques cas, déterminer des éruptions spécifiques chez des sujets en puissance de syphilis. Il serait difficile, du reste, qu'il en fût autrement, étant donnée l'action excitante, presque irritante quelquefois, qu'elles exercent sur la peau, alors surtout qu'on en fait un usage quotidien sous forme de bains de piscines, de douches, d'étuves, etc., comme dans la plupart de nos stations balnéaires. Tous les médecins des stations sulfureuses ont observé et cité de ces réveils thermaux de la syphilis, et j'en pourrrais moi-même relater quelques exemples. Mais cette action des eaux n'a rien de constant, ni même d'habituel, tant s'en faut, et de cela voici la preuve. D'abord, chaque année, quantité de malades syphilitiques sont envoyés aux stations sulfureuses pour différents motifs, alors même qu'on a toutes raisons de les supposer aussi peu guéris que possible ; ils y sont envoyés par exemple pour s'y réconforter, s'y refaire et de leur maladie et de leur traitement. Or nous les voyons revenir presque tous de telle ou telle de ces stations thermales sans y avoir éprouvé la moindre manifestation à la peau, sans avoir ressenti le moindre réveil cutané ou autre de la diathèse.

« D'autre part nous avons maintenant l'expérience de ces cures dites révélatrices, et nous savons ce qu'elles valent. J'ai dans mes notes des centaines d'observations de ce genre, relatives à des malades qui, ayant fait une, deux, trois et jusqu'à six cures d'eaux sulfureuses, n'ont rien vu se produire sur eux, et qui, plus tard, à échéances très variées, ont subi divers assauts de la diathèse, voire des plus graves...

« Donc l'action révélatrice des eaux sulfureuses

ne constitue en rien un critérium sur lequel il soit permis de compter. Ce jugement des eaux est une légende à abandonner comme tant d'autres légendes.

« Nous sommes autorisés à déclarer fausse, absolument fausse, la doctrine d'après laquelle les eaux sulfureuses dégageraient la vérole de l'organisme, à la façon d'un réactif qui dégage un corps d'une combinaison chimique. Et, pratiquement, nous n'avons aucune garantie sérieuse à attendre d'une cure thermale pour déterminer l'état de guérison ou de non-guérison de nos malades... »

CHAPITRE XII

Cures minérales sulfureuses *(suite)*.

M. Royer[1], qui a fait une étude spéciale des eaux sulfureuses dans le traitement de la syphilis, classe les stations minérales sulfureuses de la façon suivante :

1° Les eaux sulfureuses simples, dont la minéralisation est généralement faible, mais qui ont une température très élevée. Il faut les employer avec circonspection à cause de cette dernière propriété qui les rend extrêmement excitantes pour les téguments.

2° Les eaux sulfureuses chlorurées, qui donnent de bons effets lorsqu'elles sont employées à l'extérieur, mais qui ne peuvent être ingérées qu'en petite quantité à cause de leur action irritante sur le tube digestif.

1. Royer, *La médication de Challes*, Paris, 1891.

3° Les eaux sulfureuses iodo-bromurées, qui sont d'une digestion facile et dont l'action sur les téguments est tonique plutôt qu'irritante.

Tableau des principales eaux minérales sulfureuses d'Europe employées dans le traitement de la syphilis (d'après la classification de Royer).

FRANCE

Eaux sulfureuses simples [1].

Aix-en-Savoie. — Eaux sulfurées calciques faibles (minéralisation 0,42, dont 0,20 de carbonates alcalins et 0,22 de sulfates alcalins), très chaudes (45° à 46°,5). Du 15 mai au 1er novembre.

Amélie-les-Bains (Pyrénées-Orientales). — Eaux sulfurées sodiques (minéralisation 0,314 dont 0,0396 de sulfure de sodium), chaudes (36° à 61°). Toute l'année.

Ax (Ariège). — Eaux sulfurées sodiques (minéralisation 0,26 dont 0,021 de sulfure de sodium), froides et chaudes (17° à 77°,6). Du 15 juin au 30 septembre.

Bagnères-de-Luchon (Haute-Garonne). — Eaux sulfurées sodiques (minéralisation 0,058 de sulfure de sodium) froides et chaudes (18° à 66°). Du 1er juin au 15 octobre.

Baréges (Hautes-Pyrénées). — Eaux sulfurées sodiques (minéralisation 0,30 dont 0,034 de sulfure de sodium), froides et chaudes (17° à 44°). Du 15 juin au 15 septembre.

Cauterets (Hautes-Pyrénées). — Eaux sulfurées sodiques (minéralisation 0,22 dont 0,018 à 0,023 de sulfure

1. Il faut joindre à cette liste les Eaux-Bonnes et les Eaux-Chaudes (Basses-Pyrénées).

de sodium), chaudes (24° à 56°). Du 1er juin au 1er octobre.

Hammam-Anegued (Algérie, province d'Alger). — Eaux sulfureuses très chaudes.

Saint-Honoré (Nièvre). — Eaux sulfureuses faibles, carboniques moyennes (minéralisation 0,07 d'acide sulfhydrique libre, 0,13 de bicarbonates alcalins), tièdes (26°). Du 15 mai au 15 septembre.

Molitg (Pyrénées-Orientales). — Eaux sulfurées sodiques (minéralisation 0,16 à 0,30 dont 0,011 à 0,043 de sulfure de sodium), chaudes (25° à 38°). Toute l'année.

Pietrapola (Corse). — Eaux sulfurées sodiques très chaudes (43° à 57°). Du 1er mai au 30 juin et du 1er septembre au 1er novembre.

Vernet [*Le*] (Pyrénées-Orientales). — Eaux sulfurées sodiques (minéralisation de 0,02 à 0,06 de sulfure de sodium), chaudes (34° à 37°). Toute l'année.

Eaux sulfureuses chlorurées[1].

Gréoux (Basses-Alpes). — Eaux sulfureuses chlorurées (minéralisation 2,61 dont 0,05 de sulfures de calcium et 1,54 de chlorure de sodium), tièdes et chaudes (20° à 58°,7). Du 15 avril au 15 octobre.

Uriage (Isère). — Eaux sulfureuses chlorurées (minéralisation 11,12 dont 1,42 de sulfate de chaux, 2,25 de sulfate de soude et magnésie, 7,2 de chlorure de sodium), froides. Du 15 mai au 15 septembre.

Eaux sulfureuses iodurées, bromurées

Challes (Savoie). — Eaux sulfureuses bromurées iodurées (minéralisation 1,0238 dont 0,197 de soufre

1. Il faut joindre à cette liste Saint-Gervais (Haute-Savoie).

total, 0,013 d'iodure de sodium, 0,004 de bromure de sodium, 0,155 de chlorure de sodium et 0,977 de bicarbonate de soude), froides (14°). Du 1er mai au 31 octobre.

ALLEMAGNE

Eaux sulfureuses simples.

Nenndorf (Prusse). — Eaux sulfatées calciques et sulfureuses, froides (12°).

Eaux sulfureuses chlorurées.

Aix-la-Chapelle (Prusse). — Eaux sulfatées chlorurées (minéralisation 4,079 dont 2,616 de chlorure de sodium, 0,0136 de sulfure de sodium, 0,283 de sulfate de soude), très chaudes (45° à 55°). Du 1er mai au 1er octobre.

AUTRICHE-HONGRIE

Eaux sulfureuses simples.

Pystian. — Eaux sulfureuses simples.
Trenchin. — Eaux sulfureuses simples.

Eaux sulfureuses chlorurées.

Herculesbad (Hongrie). — Eaux sulfureuses chlorurées, très chaudes (37° à 52°). Du 1er mai au 15 septembre.

SUISSE

Eaux sulfureuses simples.

Schinznach (Argovie). — Eaux sulfurées calciques, chaudes (36°).

ITALIE

Eaux sulfureuses simples.

Acireale (Sicile). — Eaux sulfureuses simples.

Viterbe. — Eaux sulfurées calciques ferrugineuses, froides et chaudes (13° à 61°).

Eaux sulfureuses chlorurées.

Acqui. — Eaux chlorurées sodiques sulfureuses, froides et chaudes (20° à 50°).

ESPAGNE

Eaux sulfureuses simples.

Alhama (Murcie). — Eaux sulfurées calciques, froides et chaudes (19° à 45°). Deux saisons.

Carratraca (Andalousie). — Eaux sulfatées sodiques, froides (19°). Saison du 1er juin au 1er octobre.

Eaux sulfureuses chlorurées.

Archena (Murcie). — Eaux sulfureuses chlorurées, froides (5°). Avril à juillet, septembre à décembre.

Mode d'administration des eaux sulfureuses en boisson. — Dans chaque station thermale, les eaux sulfureuses sont administrées suivant une méthode presque toujours identique dans ses grandes lignes, et ne différant guère que par quelques détails. On fait usage de ces eaux à l'extérieur sous forme de bains, de douches avec massage, de bains de vapeur, de pulvérisations;

à l'intérieur sous forme de boisson, de gargarismes, de douches nasales, d'inhalations. Nous indiquerons plus loin, à propos de chacune des principales stations françaises, le mode d'administration des eaux qui y est le plus usuel. Nous voulons simplement ici faire une remarque générale sur laquelle L. Blanc a insisté à propos de l'administration des eaux sulfureuses en boisson. Lorsqu'on les ordonne en même temps que le traitement mercuriel, on doit avoir soin de ne les faire prendre qu'après l'absorption complète du mercure, c'est-à-dire attendre environ une heure pour les préparations solubles et une heure et demie pour les préparations insolubles. On évite ainsi la formation, dans les voies digestives et dans la circulation, d'hydrogène sulfuré, qui précipite les préparations mercurielles en donnant un sulfure de mercure insoluble, et, par conséquent, n'a aucune action thérapeutique. Si on éloigne suffisamment l'ingestion des eaux sulfureuses de l'absorption du mercure, ce sont des hyposulfites, des sulfites et des sulfates qui se trouveront en présence du mercure; il n'y aura plus alors formation de composés insolubles et les préparations hydrargyriques conserveront toute leur activité.

L'étude de ces réactions chimiques condamne la pratique de Lambron, qui faisait absorber à ses malades des sels de mercure en même temps que de l'eau sulfureuse. Il est vrai que Lambron pensait empêcher la formation de sulfure de mercure en mélangeant les préparations mercurielles à des sirops contenant beaucoup d'albumine végétale; il croyait obtenir ainsi un albuminate de mercure très aisément absorbable et ne se décomposant pas sous l'influence des eaux sulfureuses. Il arrivait à faire absorber sans intoxication aux syphilitiques de très fortes doses de bichlorure de mercure. M. de Lavarenne fait observer qu'en employant la méthode de Lambron on obtient, avec le mélange qu'il recommande, un précipité noirâtre qui n'est autre chose que du sulfure de mercure absolument inerte et que, pour arriver à un effet thérapeutique, il faut faire absorber au malade une quantité de bichlorure de mercure telle, qu'elle ne puisse être saturée par la quantité d'eau sulfureuse ingérée; le mercure en excès seul étant assimilable. C'est ainsi que Lambron pouvait sans danger administrer des doses de sublimé bien supérieures à celles qui sont recommandées d'habitude.

C'est d'ailleurs pour pouvoir plus sûrement

éviter cette formation de sulfure de mercure que, dans beaucoup de stations thermales, particulièrement à Uriage et à Aix-la-Chapelle, on n'administre plus le mercure à l'intérieur pendant la cure thermale et on a recours aux frictions hydrargyriques ou aux injections intramusculaires de sels solubles de mercure.

Mode d'emploi des eaux dans les principales stations sulfureuses françaises. — Bien qu'elles soient d'une minéralisation bien inférieure à celles des différentes stations des Pyrénées, les eaux d'Aix en Savoie, qui joignent une action tonique à leur influence sédative, sont employées avec succès dans les cas de syphilis compliquée de scrofule. L'installation balnéothérapique et hydrothérapique est aussi complète que possible; on peut y donner aux malades non seulement des bains et des douches ordinaires, mais aussi des bains de piscine, des bains de vapeur, des séances d'inhalation et de pulvérisation. L'action de ces moyens thérapeutiques est encore favorisée par le massage, qui est très habilement pratiqué dans cette station. On complète souvent la cure externe par une cure interne d'eaux de Challes.

A Ax (dans l'Ariège), la forte minéralisation des eaux rapproche leur action de celle des eaux de

Barèges ou de Luchon ; on y donne l'eau minérale en boisson, ainsi qu'en bains et en grandes douches.

D'après M. Duhourcau[1], les eaux sulfureuses des Pyrénées rendent des services notables dans le traitement des deux dernières périodes de la syphilis. Il indique à Cauterets la source du Pont-Saint-Sauveur, dont la minéralisation convient spécialement au traitement syphilitique.

On emploie à Cauterets l'eau minérale en boisson, en bains à 35° ou 36°, en douches tempérées durant dix, douze ou quinze minutes, ou en douches écossaises courtes. On combine, s'il y a lieu, le traitement spécifique à la cure minérale.

M. Duhourcau dit n'avoir jamais observé de poussée thermale due à ces eaux, qui donnent rapidement des effets toniques et sédatifs et favorisent ainsi la disparition des syphilides.

Les eaux de Barèges sont employées en bains ordinaires, en bains de piscine, en douches et en boisson. A cause de leur forte minéralisation, on ne peut les donner qu'avec circonspection dans les cas de syphilis en pleine activité, surtout s'il y a des syphilides ulcéreuses. Leurs indications

1. Duhourcau, *Annales d'hydrologie*, t. XVIII, p. 528.

principales sont la cachexie syphilitique et la tuberculose compliquant la syphilis.

Voici comment le Dr Ferras emploie les eaux de Luchon chez les syphilitiques. Il commence d'emblée par prescrire l'usage de l'eau d'une source moyenne ou forte. Au bain il joint la grande douche de 36 à 42°. La durée de la douche est subordonnée à la tolérance et à l'effet obtenu. En moyenne le pouls s'accélère après cette grande douche de 15 à 20 pulsations, la température rectale s'élève de 2 à 6 dixièmes de degré, exceptionnellement chez certains arthritiques nerveux de 1 à 2°.

Après quelques jours on joint à ces bains et douches l'action de l'étuve à vapeur d'eau sulfureuse variant de 40 à 60°. Au bout de vingt minutes de séjour le malade a perdu environ 600 grammes de poids.

L'auteur prescrit l'eau minérale comme boisson à une dose débutant par un quart à trois quarts de verre et ne dépassant jamais 4 verres. Suivant la tolérance stomacale, on ordonne l'une des sources suivantes :

Ferras ancienne et nouvelle, 34 à 37° (0,003 à 2 centigr. de principe actif par litre).
Enceinte, 42° (0,02).
Blanche, 49° (0,04).

Reine, 53° (0,05).
Grotte, 59° (0,05).
Romaine, 49° (0,04).
Ferras inférieure, nos 1 et 2, et surtout le Pré, nos 1, 2, 3 (62,6 à 43°) (3 à 7 centigr. par litre).

On emploie beaucoup aussi le humage ou inhalation de vapeurs naturelles de 33° à 42°.

A Uriage[1], on prescrit les bains ordinaires, les douches avec frictions et massages, les pulvérisations et les inhalations. Quant au traitement interne, Doyon s'est élevé avec raison contre l'abus de boisson que préconisait la méthode ancienne. Cette eau est purgative à la dose de 5 à 6 verres par jour; mais 1 ou 2 verres à jeun suffisent à produire un effet laxatif et apéritif. Parfois, au bout d'une semaine ou deux de cure minérale, il se fait chez les syphilitiques une légère poussée cutanée, qui, d'ailleurs, n'est pas du tout nécessaire à la réussite du traitement.

On a institué avec succès à Uriage un traitement combiné de bains sulfureux et de frictions mercurielles, sur le modèle de celui qui se pratique à Aix-la-Chapelle.

Cette station ne convient pas aux sujets exposés

1. Doyon, *Uriage et ses eaux minérales*, 2e édition, 1883, et Emery et Chatin, *Thérapeutique clinique de la Syphilis*, 1909, p. 385.

aux congestions habituelles, ni aux cardiaques.

D'après M. Royer on arrive, grâce aux eaux de Challes, à faire tolérer aux malades des doses considérables de mercure, soit, ce qui est la meilleure méthode, sous forme de frictions mercurielles, soit sous forme de bichlorure. On atteint ainsi progressivement les doses de 10 grammes d'onguent napolitain ou de 12 centigrammes de bichlorure par jour.

Le traitement minéral comprend l'eau de Challes : 1° en boisson (quatre verres de 200 grammes chacun par vingt-quatre heures; deux le matin et deux l'après-midi, le dernier toujours une heure au moins avant le repas); — 2° en bains, généralement quotidiens, de 33 à 34°, durant vingt à vingt-cinq minutes, pris le matin; — 3° en gargarismes et en bains de bouche, deux le matin et deux l'après-midi, chacun avec un verre d'eau minérale tiède; — 4° éventuellement en douches pulvérisées à la vapeur et, s'il y a lieu, en irrigations nasales; ces douches ont une action résolutive très marquée sur les lésions accessibles de la période tertiaire.

CHAPITRE XIII

Cures minérales non sulfureuses.

Cures minérales non sulfureuses. — Lorsqu'une cure minérale est dirigée contre la syphilis elle-même et ses accidents, il n'y a guère que les eaux sulfureuses, surtout lorsqu'elles sont administrées en même temps que le traitement spécifique, qui puissent donner des résultats favorables. Cependant, d'après Mauriac, il faudrait encore compter avec l'action de l'arsenic sur certaines dermopathies « nées sous l'influence de la syphilis, mais chez lesquelles on voit l'élément spécifique s'atténuer peu à peu, et même presque disparaître à la longue, pour être remplacé par un élément herpétiforme ou dartreux ». Cet auteur a vu les bains arsenicaux avoir raison de vieilles syphilides sèches, squameuses, papuleuses ou papulo-tuberculeuses, qui s'immobilisaient malgré le mercure. C'est dans ces cas que les eaux de La Bourboule pourront rendre des services incontestables, parfois aussi celles du Mont-Dore, qui sont beaucoup plus faiblement minéralisées.

Les eaux cuivreuses de Saint-Christau, employées en douches ou en pulvérisations locales, donnent d'excellents résultats dans le traitement des processus syphilitiques scléreux et ulcéreux de la langue, des leucoplasies des muqueuses.

En dehors de ces exceptions toutes les eaux minérales non sulfureuses ne peuvent avoir d'action que sur l'état général du syphilitique. Elles n'en ont pas moins ainsi une influence qui n'est pas négligeable dans le traitement de la syphilis.

La cachexie syphilitique est justifiable des eaux chlorurées sodiques; en France, on enverra les malades qui en sont atteints à Balaruc, à Bourbon-l'Archambault, à Bourbonne-les-Bains, à La Motte-les-Bains, en réservant les stations dont la minéralisation est très élevée et pourrait avoir sur la peau une action trop excitante, Salies-de-Béarn, Briscous-Biarritz, Salins-du-Jura, aux hérédo-syphilitiques et spécialement à ceux dont la tare héréditaire est compliquée de lymphatisme et de scrofule.

Les troubles profonds de la nutrition, que détermine parfois la syphilis combinée à une diathèse, trouvent un soulagement notable dans une cure thermale à Vichy, à Plombières, à Bagnols, à Saint-Honoré, etc.

Les eaux de Néris, de Lamalou, de Bourbon-l'Archambault sont indiquées dans les cas où le système nerveux est atteint.

Enfin l'anémie, qui survit aux manifestations syphilitiques, sera traitée avec avantage par les eaux ferrugineuses de Bussang, de Charbonnières, d'Orezza, de Saint-Alban, de Saint-Christau, etc. Il est à remarquer que l'on a cru longtemps que l'usage du fer était incompatible avec le traitement mercuriel de la syphilis. Aujourd'hui on n'hésite pas à y recourir, après en avoir constaté les bons effets.

Dans la plupart des stations que nous venons d'énumérer, il sera prudent de diriger le traitement thermal avec circonspection, faute de quoi on pourrait s'exposer à assister au réveil d'une syphilis latente; les observations qui en donnent des exemples ne sont pas exceptionnelles.

Le tableau qui va suivre donne des renseignements sur les principales eaux minérales non sulfureuses prescrites dans le traitement de la syphilis. Il indique non seulement les stations françaises, mais encore celles de la plupart des pays d'Europe.

Tableau des principales eaux minérales non sulfureuses prescrites dans le traitement de la syphilis.

FRANCE

Eaux clorurées sodiques et bromo-iodurées.

Balaruc (Hérault). — Eaux chlorurées sodiques (minéralisation 10 gr. dont 7,04 de chlorure de sodium), très chaudes (48°). Toute l'année.

Bourbon-l'Archambault (Allier). — Eaux chlorurées sodiques (minéralisation 4,35 dont 4,44 de chlorure de sodium et 1,33 de bicarbonates alcalins), froides et chaudes (12°,8 et 52°). Du 1er juin au 16 septembre.

Bourbonne-les-Bains (Haute-Marne). — Eaux chlorurées sodiques (minéralisation 7,54 dont 5,8 de chlorure de sodium, 0,40 de chlorure de magnésium, 0,06 de bromure de sodium), très chaudes (55° à 65°). Du 15 juin au 15 octobre.

Briscous-Biarritz (Basses-Pyrénées). — Eaux chlorurées sodiques bromo-iodurées (minéralisation 29,5 de chlorure de sodium ; 0,017 de bromure de sodium et traces d'iodure de sodium), froides (10°). Du 1er avril au 1er juillet et du 1er septembre au 15 novembre.

La Motte-les-Bains (Isère). — Eaux chlorurées sodiques (minéralisation 3,56 à 3,80 de chlorure de sodium), très chaudes (57 à 60°). Du 1er juin au 1er septembre.

Salies-de-Béarn (Basses-Pyrénées). — Eaux chlorurées sodiques (minéralisation 22,9 de chlorure de sodium), froides. Du 1er avril au 1er novembre.

Salins (Jura). — Eaux chlorurées sodiques (minéralisation 22,74 de chlorure de sodium), froides. Du 1er juin au 25 octobre.

EAUX CLORURÉES ARSENICALES.

La Bourboule (Puy-de-Dôme). — Eaux chlorurées, bicarbonatées arsenicales (minéralisation 6,469 dont 1,765 d'acide carbonique 1,851 d'acide chlorhydrique et 0,01 d'acide arsénique), froides et chaudes (19° à 60°). Du 1er juin au 15 septembre.

Mont-Dore (Puy-de-Dôme). — Eaux faiblement minéralisées (minéralisation 1,69 dont 0,311 de bicarbonate de soude, 0,025 de bicarbonate de potasse, 0,311 de bicarbonate de chaux, 0,361 de chlorure de sodium, 0,001 d'arséniate de soude), froides et chaudes (10°,5 à 47°,7). Du 15 juin au 15 septembre.

EAUX SULFATÉES CALCIQUES.

Aulus (Ariège). — Eaux sulfatées calciques (minéralisation 2,33 dont 1,816 de sulfate de chaux), froides et tièdes (17 à 20°). Du 15 mai au 15 octobre.

EAUX FERRUGINEUSES.

Bussang (Vosges). — Eaux bicarbonatées mixtes ferrugineuses (minéralisation 1,27 de bicarbonate de soude, de chaux, de magnésie, 0,095 de protoxyde de fer), froides (13°). Du 15 mai au 15 septembre.

Charbonnières (Rhône). — Eaux ferrugineuses bicarbonatées, froides.

Lamalou (Hérault). — Eaux bicarbonatées mixtes ferrugineuses (minéralisation 0,01 de carbonate de fer), froides et très chaudes (17° à 46°). Du 1er mai au 1er novembre.

Orezza (Corse). — Eaux ferrugineuses (minéralisation 0,84 dont 0,12 de protoxyde de fer), froides (eaux de table). Juillet et août.

Saint-Alban (Loire). — Eaux bicarbonatées ferrugineuses, froides (17°); eaux de table. Du 1er juin au 1er octobre.

Saint-Christau (Basses-Pyrénées). — Eaux sulfatées calciques ferrugineuses, froides (13 à 15°). Du 15 mai au 30 septembre.

Eaux thermales indéterminées.

Bagnols (Lozère). — Eaux sulfurées calciques faibles (minéralisation 0,61 dont 0,22 de bicarbonate de soude et 0,14 de chlorure de sodium et 1 cc. 7 d'acide sulfurique) (35 à 42°), chaudes. Du 1er juin au 15 septembre.

Néris (Allier). — Eaux très chaudes (48 à 52°), (minéralisation 1,22 dont 0,57 de bicarbonates alcalins, 0,368 de sulfate de soude, 0,198 de chlorure de sodium). De mai à octobre.

Plombières (Vosges). — Eaux froides et chaudes (de 11° à 70°), (minéralisation 0,19 à 0,31 de bicarbonates alcalins et traces d'arséniate de soude). Du 15 mai au 15 octobre.

BELGIQUE

Eaux ferrugineuses.

Spa. — Eaux ferrugineuses (minéralisation 0,20 de bicarbonates alcalins, 0,19 de bicarbonate de fer), froides (10°). Du 1er mai au 1er octobre.

ALLEMAGNE

Eaux chlorurées sodiques et bromo-iodurées.

Goczalcowitz. — Eaux chlorurées sodiques.

Heilbrunn (Bavière). — Eaux chlorurées sodiques, iodo-bromurées, froides (16°).

Kissingen (Bavière). — Eaux chlorurées sodiques, froides (11 à 17°). Du 15 mai au 15 septembre.

Krankenheil (Bavière). — Eaux bicarbonatées, chlorurées sodiques, sulfureuses faibles, froides (9°).

Kreutznach (Prusse). — Eaux chlorurées sodiques, froides et chaudes (12° à 30°,5). Du 1er mai au 30 septembre.

Jastrzemb (Prusse). — Eaux chlorurées sodiques, bromo-iodurées, froides.

Nauheim (Hesse Électorale). — Eaux chlorurées sodiques, chaudes (21° à 39°). De mai à octobre.

Reichenhall (Bavière). — Eaux chlorurées sodiques.

Wiesbaden (Nassau). — Eaux chlorurées sodiques, très chaudes (67°).

Eaux ferrugineuses.

Driburg (Prusse. — Eaux froides (10° à 16°), sulfatées mixtes, bicarbonatées, ferrugineuses, carboniques. Du 15 juin au 15 septembre.

Freyersbach (Bade). — Eaux froides (13°), ferrugineuses, bicarbonatées.

Steben (Bavière). — Eaux froides, bicarbonatées, ferrugineuses (au premier rang des eaux ferrugineuses de l'Allemagne).

Eaux thermales indéterminées.

Wildbad (Wurtemberg). — Eaux chaudes (32 à 39°).

AUTRICHE-HONGRIE

Eaux chlorurées sodiques.

Hall (Autriche). — Eaux chlorurées sodiques, iodobromurées, froides (11°).

Eaux alcalines et iodurées.

Lipik. — Eaux bicarbonatées, iodiques.

Eaux ferrugineuses.

Borszek (Transylvanie). — Eaux bicarbonatées calciques, ferrugineuses, froides (9°).

Fured. — Eaux bicarbonatées calciques, ferrugineuses et carboniques, froides (12°,5). Du 1er juin au 15 septembre.

Iwonicz. — Eaux chlorurées et bicarbonatées sodiques, iodo-bromurées, et bicarbonatées ferrugineuses, froides. Du 15 mai au 15 septembre.

Eaux thermales indéterminées.

Teplitz-Tzentschin (Hongrie). — Eaux bicarbonatées calciques, chaudes (36° à 40°). Du 1er mai au 15 octobre.

Gastein (Salzbourg). — Eaux sulfurées sodiques, chaudes (31° à 71°,5). Du 15 mai au 1er octobre.

SUISSE

Eaux chlorurées sulfatées.

Baden (Argovie). — Eaux chlorurées, sulfatées, très chaudes (48° à 51°). Du 1er mai au 16 octobre.

Eaux ferrugineuses.

Saint-Moritz (Grisons). — Eaux ferrugineuses bicarbonatées, froides (5°,5 à 6°,62).

Eaux thermales indéterminées.

Louèche (Valais). — Eaux sulfatées calciques, chaudes (38° à 46°). Du 1er juin au 30 septembre.

ITALIE

Eaux chlorurées bromo-iodurées.

Castrocaro. — Eaux chlorurées sodiques et iodo-bromurées.

Eaux ferrugineuses et arsenicales.

Levico. — Eaux sulfatées ferrugineuses et arsenicales, froides (8° à 12°,5). Du 1er mai au 30 septembre.

ESPAGNE

Eaux chlorurées.

Arnedillo. — Eaux chlorurées sodiques, très chaudes (52°,5). Du 15 juin au 15 septembre.

Eaux ferrugineuses.

Fuencaliente (Ciudad-Real). — Eaux ferrugineuses bicarbonatées, chaudes (36 à 40°). Du 1er juin au 30 septembre.

Graena (Grenade). — Eaux bicarbonatées, ferrugineuses, froides et chaudes (14° à 40°). Du 5 mai au 20 juin et du 15 août au 25 octobre.

Mula (Murcie). — Eaux bicarbonatées ferrugineuses, chaudes (38°,5). Du 15 avril au 15 juin et du 9 septembre au 15 novembre.

Cures minérales artificielles. — Dans un certain nombre de cas, alors qu'il y a impossibilité complète d'envoyer le malade à une station minérale, on peut tenter de suppléer artificiellement au traitement thermal auquel il devrait se soumettre. Il ne faudra pas compter obtenir des résultats aussi favorables que si le traitement était institué au point d'émergence des sources, car personne ne conteste la supériorité évidente de cette cure thermale naturelle, qu'on cherche à l'expliquer par des qualités chimiques et physiques mal déterminées, spéciales aux eaux absorbées *in situ*, ou encore par les conditions spéciales de climat, de température, d'altitude, d'atmosphère, de repos et de calme dans lesquelles se trouvent en même temps placés les malades.

Les eaux minérales transportées et pouvant être administrées à l'intérieur sont peu nombreuses. A part les eaux ferrugineuses, particulièrement celles de Bussang, d'Orezza, de Saint-Alban, presque toutes les eaux minérales indiquées dans la syphilis sont chaudes et s'altèrent pendant le transport à cause du refroidissement qui modifie sensiblement leur minéralisation. Parmi les eaux sulfureuses il n'y a guère que l'eau de Challes qui, étant naturellement froide, puisse être utilement prescrite après exportation. On l'ordonne généralement aux syphilitiques chez lesquels le mercure est mal toléré, incomplètement absorbé ou insuffisamment éliminé.

Pour ce qui est de la médication minérale externe on a cherché à obtenir, à l'aide de bains artificiels, les effets que donne la balnéation thermale.

Nous avons déjà énuméré les différentes formules des bains chlorurés sodiques artificiels (p. 239).

Les bains sulfureux artificiels sont très fréquemment employés, trop souvent même, suivant plusieurs auteurs qui les proscrivent au début et pendant toute la période secondaire de la syphilis, à cause de leur action irritante sur la peau. Ils peuvent aider cependant au traitement par les frictions mercurielles ou par les injections intra-musculaires, surtout lorsque la syphilis est ancienne, et produire de bons effets dans les cas de lésions ulcéreuses. Ils exercent une action stimulante et tonique sur l'état général et soulagent fréquemment les douleurs rhumatoïdes de la syphilis.

Nous avons déjà signalé les indications des bains arsenicaux. On peut les préparer artificiellement et en obtenir de bons effets.

Voici quelques formules de bains artificiels :

Bain sulfureux artificiel.

1° Trisulfure de potassium solide... 50 à 100 gr.

Concasser, enfermer dans un flacon, faire dissoudre au moment du bain dans un litre d'eau chaude à part.

Ou bien :

2° Trisulfure de potassium.........	50 à 100 gr.
Eau	200 —

Dissoudre à chaud et filtrer.

Bain de Barèges artificiel.

Hydrosulfure de soude cristallisé.....	āā 60 gr.
Chlorure de sodium cristallisé.......	
Carbonate de soude désséchée.....	30 —

Dissoudre dans un litre d'eau.

Bain arsenical artificiel.

Arséniate de soude..................	2 à 10 gr.
Eau	q. s.

Pour un bain.

Bain de Bourbonne artificiel.

Carbonate de soude..................	100 gr.
Bromure de sodium.................	10 —
Chlorure de sodium	500 —

Bain de Plombières artificiel.

Carbonate de soude..................	100 gr.
Sel marin	20 —
Sulfate de soude	60 —
Gélatine............................	100 —

TROISIÈME PARTIE

HYGIÈNE GÉNÉRALE

CHAPITRE I

Intervention des pouvoirs publics dans l'hygiène de la syphilis.

Si la syphilis a pu être dénoncée comme un fléau de l'humanité à la fin du xve siècle, époque où elle fit tant de victimes, elle peut encore être considérée de nos jours comme un danger public, bien que la gravité de ses atteintes se soit, peut-être, atténuée.

Par ses caractères mêmes de transmissibilité facile, de diffusion très grande, de virulence longtemps persistante, elle prend une place prépondérante parmi toutes les maladies contagieuses.

Par ses conséquences désastreuses elle appelle toute la sollicitude de ceux qui ont pour mission de veiller à l'état sanitaire des peuples; car non seulement la syphilis imprime une tare individuelle à celui qu'elle atteint et le rend éminemment dangereux pour son entourage, qu'il peut contaminer durant la longue période pendant laquelle ses accidents restent contagieux; mais encore elle frappe sa descendance, soit que ses enfants meurent avant ou peu après leur naissance, soit qu'ils survivent entachés de syphilis ou profondément débilités pour le reste de leur existence.

Cette influence néfaste de la syphilis sur la santé publique, sur la mortalité du premier âge et sur la vigueur de la race elle-même, justifie assez les efforts passionnés que les hygiénistes ont tentés pour combattre la diffusion de la vérole. Peut-on, en effet, demeurer indifférent devant une maladie qui, dans Paris seulement, atteint chaque année 5 000 sujets au moins?

Il semble à première vue que la syphilis soit une des affections contre lesquelles l'hygiène générale ait le plus d'action, puisque la façon dont elle se transmet et se propage est parfaitement connue. Nous savons en effet que la syphilis est due à l'inoculation d'un virus dont nous connaissons exactement les sources et les portes d'entrée; nous savons également quelles sont les manifestations de la maladie qui sont transmissibles, pendant combien de temps elles gardent leur virulence et restent contagieuses. En mettant donc les syphilitiques dans l'impossibilité de transmettre leur mal, on obtiendrait à brève échéance l'extinction de la maladie. Mais comment arriver à ce résultat sans porter atteinte d'une façon inadmissible à la liberté individuelle? Nous ne sommes plus à une période de panique comparable à celle de la fin du xve siècle et on ne pourrait plus aujourd'hui interdire aux syphilitiques l'accès d'une ville sous peine de mort.

Cependant certains médecins ont pensé que les pouvoirs publics pouvaient intervenir en pareil cas et aller jusqu'à interdire le coït aux syphilitiques pendant toute la période où leur mal reste contagieux. Pour arriver à ce résultat on a proposé de rendre responsable tout syphilitique coupable d'avoir contaminé un sujet et de l'obliger à payer des dommages-intérêts et même à subir une peine correctionnelle.

Si cette mesure était généralisée, elle serait certainement d'une application impossible dans la pratique. La recherche de l'auteur de la contamination serait bien malaisée; il serait souvent bien difficile de prouver que l'infection ne provient pas d'une autre source; les sujets contaminés seraient d'ailleurs la plupart du temps les premiers à faire le silence sur leur maladie et sur son origine.

On a pensé aussi qu'on pourrait peut-être éloigner du mariage les syphilitiques porteurs d'accidents contagieux en exigeant que tout homme pour se marier soit tenu de produire un certificat attestant qu'il n'est pas porteur de manifestations syphilitiques. Il est certain qu'on empêcherait de la sorte nombre de mariages de sujets atteints de chancres ou se trouvant en pleine éruption secondaire, et nous avons vu que ce sont là les unions les plus dangereuses au point de vue de la contamination de la femme et de la transmission héréditaire de la maladie. On obtiendrait ainsi un résultat très appréciable, bien que cette mesure sanitaire laisse encore accès au mariage à des syphilitiques récemment infectés et passagèrement indemnes d'accidents, mais aussi dangereux que les précédents pour leur femme et leurs enfants. Toujours est-il que ce projet d'interdiction du mariage aux syphilitiques contagieux, qui a été défendu par Diday, n'a jamais été jusqu'ici qu'une conception théorique.

S'il est pratiquement impossible d'empêcher tous les syphilitiques de nuire, en les isolant rigoureusement et en les soumettant à un traitement approprié, jusqu'au moment où ils ne sont plus dangereux, il existe cependant des catégories de sujets auxquels on est arrivé à imposer ces mesures d'une façon plus ou moins complète; ce sont les prostituées et les militaires. Nous verrons plus loin comment est appliquée cette surveillance sanitaire.

On a également tenté de diminuer les chances de transmission de la maladie sans recourir à des mesures attentatoires à la liberté individuelle, en multipliant les facilités de traitement de la syphilis, par les consultations hospitalières, par la délivrance gratuite des médicaments, par la diffusion des notions élémentaires sur les dangers et les modes de transmission de la syphilis.

CHAPITRE II

Réglements sanitaires contre la syphilis.

La prostitution étant de beaucoup la source la plus fréquente de contagion syphilitique, c'est dans sa réglementation que la plupart des pays ont recherché le remède le plus efficace contre la dissémination de la maladie. L'idée qui a inspiré cette réglementation reste toujours la même; il s'agit de réduire au minimum les contaminations dues à des prostituées atteintes de syphilis à la période contagieuse; c'est dans l'application du système que les règlements varient suivant les pays[1]. Nous ne nous occuperons ici que des mesures sanitaires en vigueur à Paris.

Ces mesures consistent dans la recherche et l'inscription des prostituées, dans les visites sanitaires auxquelles elles sont soumises, dans le traitement et la séquestration de celles qui sont malades. Voici un extrait du règlement de la

1. Voir : Bourges, *Rapport sur les mesures prophylactiques instituées contre la syphilis* (Congrès international d'hygiène. Paris, 1900).

Préfecture de police de Paris, qui indique quelles sont les mesures dont les filles publiques (sauf les mineures), sont l'objet. « Toute femme qui se livre notoirement à la prostitution publique est réputée fille publique et enregistrée comme telle, soit sur sa demande, soit d'office. La mesure de l'enregistrement consiste dans l'inscription sur un registre particulier destiné à cet usage des noms et prénoms de la fille publique, de son âge, de son pays, de la profession antérieure. Avant l'enregistrement il lui est donné connaissance des règlements concernant les filles publiques. Les filles publiques enregistrées se divisent en deux classes : les isolées, c'est-à-dire celles qui ont un domicile particulier, soit à terme, soit en garni, et les filles de maisons, dénomination affectée à celles qui demeurent dans les maisons de prostitution dites de tolérance.

« L'inscription est presque toujours volontaire, on n'y procède d'office qu'à l'égard du petit nombre de femmes qui, livrées volontairement à la débauche, déjà arrêtées pour faits de prostitution ou atteintes de maladies contagieuses, refusent de se soumettre à des mesures auxquelles il est du devoir de l'autorité de les assujettir dans l'intérêt de l'ordre et de la santé publics. »

On remarquera combien est élastique la définition de la fille publique que donne ce règlement et combien il est difficile d'étendre ces mesures à la plupart des formes clandestines de la prostitution, qui ne sont pas les moins dangereuses assurément. C'est pour cela que Fournier, dans son rapport sur la prophylaxie de la syphilis lu à l'Académie au commencement de l'année 1888, réclamait en outre une répression énergique de la provocation sur la voie publique : provocation des brasseries à femmes, des débits de vin, de certaines boutiques de parfumerie ou de librairie et surtout provocation des mineurs autour des lycées. D'après Fournier, l'interdiction de la provocation sur la voie publique doit être absolue, générale, sans exception, même pour les filles soumises à la surveillance administrative.

Les difficultés considérables que présente dans la pratique cette répression ont fait jusqu'ici ajourner les mesures propres à l'assurer, bien qu'on ne puisse nier tout le bénéfice qu'en retirerait la santé publique. Actuellement, lorsqu'une femme est arrêtée pour raccolage sur la voie publique, on ne peut, à la première arrestation, l'inscrire d'office sur la liste des filles publiques, puisqu'il n'est pas établi qu'elle se prostitue habituellement. On la soumet à une visite médicale et, si elle est malade, on la soigne à l'infirmerie de Saint-Lazare; mais après sa guérison elle recouvre sa liberté entière.

La recherche et la surveillance des prostituées est faite par les agents ordinaires de la sûreté depuis la suppression de la brigade des mœurs.

Des perquisitions dans les maisons particulières, dans les hôtels garnis et dans les cabarets et débits de boissons, signalés comme lieux clandestins de prostitution, sont opérées sur mandat spécial du chef de la police municipale.

Les filles publiques inscrites sont soumises à un examen médical périodique : les filles des maisons de tolérance sont visitées une fois par semaine, à domicile; les filles isolées sont examinées une fois par quinzaine à la Préfecture de police. De plus chaque fille est soumise à un examen supplémentaire à la Préfecture de police chaque fois qu'elle est arrêtée, qu'elle sort de Saint-Lazare, qu'elle change de maison de tolérance, ou qu'elle passe d'une classe dans l'autre. On ne voit pas bien pourquoi les filles isolées jouissent de la prérogative de ne subir un examen médical que tous les quinze jours.

Aussi, dans son rapport, Fournier réclamait-il

que toutes les filles inscrites, sans exception, soient soumises à une visite hebdomadaire, de date fixe; et, en outre, à une visite supplémentaire faite mensuellement à date inconnue par un médecin inspecteur.

On a fait droit au vœu demandant que les médecins du dispensaire de la Préfecture de police soient nommés au concours. Il serait à désirer que leur nombre fût en rapport avec la quantité des visites à faire, afin que chaque examen pût être assez complet pour offrir une garantie sérieuse.

Les prostituées, reconnues atteintes de maladies vénériennes ou même de gale, aux visites à domicile ou au dispensaire, sont immédiatement dirigées sur l'infirmerie de la prison de Saint-Lazare, où elles sont séquestrées jusqu'à leur guérison. Elles y sont traitées par un personnel médical actuellement nommé au concours. Dès qu'elles sont déclarées guéries on les remet en liberté.

Il est à remarquer qu'une syphilitique n'est retenue que tant qu'elle présente des accidents contagieux; dès que ceux-ci ont disparu, elle recouvre sa liberté, et n'est pas soumise à une surveillance plus étroite que les autres vénériennes.

Fournier s'élève contre le régime des prisons auquel sont soumises les vénériennes soignées à l'infirmerie de Saint-Lazare. Il faut un asile sanitaire spécial, ne différant des autres hôpitaux que sur ce seul point que les malades n'en pourront sortir que sur présentation d'un certificat médical de guérison. « De cet asile sera bannie toute rigueur inutile, toute mesure vexatoire qui tendrait à en modifier le caractère et à le transformer en pénitencier. »

CHAPITRE III

Règlements sanitaires contre la syphilis *(suite)*.

Les principes de la réglementation de la prostitution tels que nous venons de les exposer n'ont pas été sans soulever de nombreuses protestations. Les plus vives ont été formulées en Angleterre, où s'est formée une ligue contre les lois relatives à la prostitution. On a invoqué d'abord l'immoralité et l'illégalité de règlements qui, par leur promulgation même, reconnaissent et tolèrent la prostitution ; on a cherché à démontrer qu'ils étaient inutiles et même dangereux; on s'est aussi élevé contre l'arbitraire de ces mesures de police frappant exclusivement les femmes; enfin l'on a fait ressortir la possibilité d'erreurs permettant l'arrestation et l'incarcération de femmes honnêtes.

Les deux derniers arguments ne sont pas très

malaisés à combattre. Si les hommes jouissent du privilège de transmettre impunément la syphilis dont ils sont atteints, ce n'est évidemment pas équitable; mais on n'y peut rien faire, car il est impossible de les atteindre, bien que dans certains cas on arrive cependant à soumettre les soldats et les marins à une sorte de surveillance sanitaire[1]. Quant aux erreurs que la police peut commettre elles sont des plus regrettables; tous les efforts doivent tendre à les faire disparaître; mais elles ne suffisent pas à condamner le système.

La question de moralité ne paraîtra peut-être pas à tout le monde aussi grave qu'aux membres de la ligue contre la réglementation de la prostitution qui ont prétendu, au congrès de Genève de 1877, que l'État organisait ainsi la débauche et compromettait sa dignité en intervenant dans des actes ignobles; que la visite obligatoire était un outrage odieux à la femme, qui la corrompait et l'avilissait, etc.

Au point de vue légal il y aurait beaucoup plus à dire, car les arrestations et la détention des prosti-

1. En Finlande la police est autorisée à soumettre aux visites médicales les personnes de l'un et de l'autre sexe et de toute condition. Dans les agglomérations d'ouvriers russes les hommes sont astreints à des examens médicaux périodiques.

tuées ne sont justifiées par aucun texte de loi, et il est à regretter que ces mesures de police sanitaire ne soient pas encore légalement régularisées.

La question d'utilité est de beaucoup la plus importante. On a prétendu, en effet, que la réglementation de la prostitution non seulement n'était pas utile, puisque le nombre des prostituées inscrites est très minime relativement à celui des insoumises, mais encore était dangereuse et aidait à la dissémination de la syphilis en donnant au public une fausse sécurité.

Les adversaires de la réglementation de la prostitution ont proposé deux systèmes; quelques-uns ont réclamé l'interdiction absolue de la prostitution; les plus nombreux ne demandent aux pouvoirs publics que de se désintéresser de cette question, ce qui revient à laisser la prostitution complètement libre.

L'expérience a fait justice du premier système. A Munich, où la prostitution avait été interdite sous les peines les plus sévères, le nombre des hommes syphilitiques tripla en quelques années (Seitz)[1].

Quant au second système, il est sans conteste aussi libéral que possible; mais le plus simple

1. Seitz, *Congrès médic. internat. de Paris*, 1868.

raisonnement indique en tout cas qu'au point de vue de la prophylaxie il ne peut donner des résultats comparables à ceux obtenus par la réglementation de la prostitution. A Paris on retire annuellement de la circulation près d'un millier de prostituées syphilitiques présentant des accidents contagieux. Combien auraient-elles fait de victimes si on les avait laissées libres? Il suffit de rappeler que Tarnowsky a observé une femme syphilitique qui avait contaminé 300 hommes en moins de dix mois (D. Bulkley).

On peut, il est vrai, interpréter la plupart des statistiques à sa convenance; cependant il est des chiffres tellement éloquents qu'ils entraînent la conviction. Voici des statistiques[1] qui ont été communiquées au cours d'une discussion à la Société royale d'hygiène d'Italie sur la prophylaxie de la syphilis. Depuis le règlement Crispi, supprimant les visites obligatoires des prostituées et la déclaration facultative des contaminés, la syphilis a fait des progrès considérables en Italie. Le Dr Grandi donne les chiffres suivants :

Syphilis traitées	1888...........	68 cas.
dans la garnison	1889...........	133 —
de Naples.	1890...........	388 —

1. *Giornale della Societa italiana d'Igiena*, t. XVI, p. 206.

Voici la statistique, non moins démonstrative, du Dr Montanari :

Syphilis traitées à Milan.	1891..........	2050 cas.
	1892..........	2249 —
	1893..........	2403 —

Par contre, à Berlin, le Dr A. Blaschko [1] fait remarquer combien les maladies vénériennes et surtout la syphilis ont diminué de fréquence depuis trente ans, malgré l'essor qu'a pris la ville et l'augmentation considérable de sa population. Il attribue ces bons résultats principalement à la continuité et à la sévérité du contrôle sanitaire.

On peut également exercer une sorte de surveillance sanitaire sur les soldats des armées de terre et de mer. Les militaires doivent être soumis à intervalles assez rapprochés à des visites de santé, faites par les médecins de leur corps; elles ont notamment pour but de rechercher les maladies vénériennes. Les hommes reconnus malades sont soignés jusqu'à guérison complète à l'infirmerie de leur régiment ou à l'hôpital. Il serait à désirer que ces mesures excellentes fussent appliquées d'une façon également rigoureuse dans tous les régiments.

1. A. Blaschko, *Die Verbreitung der Syphilis in Berlin*; Berlin, 1892.

Dans son rapport Fournier réclamait en outre l'institution de conférences ayant pour objet d'éclairer les soldats sur les affections vénériennes et les dangers de la syphilis en particulier, sur les bénéfices à attendre d'un traitement rationnel, sur la nécessité d'une cure prolongée, sur les dangers de la prostitution clandestine pratiquée par les insoumises, les rôdeuses, les bonnes de cabaret, etc.

Ces conférences seraient faites par les médecins militaires de chaque corps. Elle seraient annuelles et auraient lieu de préférence après l'enrôlement des recrues. Une conférence semblable serait également faite aux réservistes et aux territoriaux le lendemain de leur arrivée au corps. Il faudrait encore consigner les établissements masquant, sous le nom de débits de vins ou de liqueurs, de véritables maisons de prostitution non surveillées; supprimer les visites médicales faites en commun et les remplacer par des examens individuels et discrets; y soumettre tous les militaires qui partent en permission pour une durée un peu longue ou qui rentrent au régiment après une absence prolongée; enfin instituer un service de police spéciale autour des grand camps.

Les marins de la flotte et les ouvriers des arsenaux maritimes sont soumis à des mesures analogues à celles qui sont en vigueur dans l'armée de terre. De plus, dès qu'un navire de guerre arrive dans un port, les syphilitiques en traitement à bord sont consignés ou conduits dans un hôpital d'où ils ne sortent qu'après leur guérison. Fournier propose qu'à bord des bâtiments de l'État une visite médicale de l'équipage soit faite avant l'arrivée dans chaque port, afin d'interdire la communication avec la terre aux hommes qui seraient reconnus contaminés. Il serait également essentiel que, dans toutes les villes du littoral, notamment dans les grands ports de guerre ou de commerce, un service régulier et rigoureux fût institué pour la surveillance et la visite médicale des prostituées, afin de prévenir les contaminations vénériennes qui atteignent si fréquemment les marins dans les ports de relâche ou de débarquement.

On a proposé aussi, sans succès d'ailleurs, d'établir une surveillance sanitaire analogue sur les marins de la marine marchande, les vagabonds, les prévenus, les prisonniers, etc.

Le tatouage devrait être formellement interdit dans les armées de terre et de mer.

Nous avons déjà vu comment les autorités civiles et militaires s'efforçaient de prévenir la syphilis vaccinale en rendant obligatoire et en vulgarisant l'emploi du vaccin animal.

D'un autre côté, nous avons étudié plus haut, à propos de la syphilis contractée par l'allaitement, les garanties que donnait à la fois à l'enfant et à la nourrice la loi Roussel sur la protection des enfants du premier âge. Toutes les mesures supplémentaires proposées dans l'intérêt de la prophylaxie des contagions syphilitiques dérivant de l'allaitement n'ont pu entrer dans la pratique.

CHAPITRE IV

Autres mesures d'hygiène générale contre la syphilis.

Il est encore un certain nombre de mesures générales qui peuvent puissamment seconder l'action de la réglementation de la prostitution et que nous allons passer en revue.

Pour diminuer le nombre des contaminations, il faut par tous les moyens possibles donner aux syphilitiques toutes facilités de se traiter et par suite de guérir promptement. D'autre part, en vulgarisant les notions élémentaires sur la transmission de la syphilis et ses conséquences, on répandra dans le public une crainte salutaire de la maladie. Enfin il est indispensahle que l'enseignement médical des maladies vénériennes prenne une extension considérable afin qu'on voie de moins en moins un médecin, méconnaissant des manifestations syphilitiques, exposer son client à répandre sa maladie autour de lui, et le priver du bénéfice incontestable d'une intervention thérapeutique précoce.

On ne saurait faire de prophylaxie plus intelligente qu'en s'appliquant à soumettre également tous les syphilitiques au traitement spécifique.

Il est incontestable qu'à l'aide de la thérapeutique on arrive à écourter la durée des manifestations contagieuses, à restreindre leur répétition et à prévenir de la sorte un certain nombre de contaminations. C'est pour cela qu'il faut autant que possible hospitaliser les syphilitiques qui, du fait des conditions sociales dans lesquelles ils se trouvent placés, ne suivraient pas de traitement ou le suivraient mal. Pour arriver à ce résultat il faudrait augmenter dans des proportions considérables le nombre de lits affectés au traitement des maladies vénériennes; car il est notoirement insuffisant. Au besoin on créerait de nouveaux hôpitaux spéciaux ou on affecterait, dans un certain nombre d'hôpitaux, un service aux vénériens. Il est encore nécessaire de supprimer ou d'atténuer dans certains hôpitaux les mesures disciplinaires spéciales qui ne font que les discréditer et en éloigner les malades.

On a également réclamé la création de dispensaires ou de consultations spéciales où les syphilitiques, pouvant se soigner chez eux, trouveraient gratuitement, en dehors des heures de travail, des conseils médicaux éclairés et tous les médicaments qu'exige leur état.

On pourrait afficher dans ces salles de consultation et distribuer aux malades une courte notice indiquant les dangers de la syphilis non traitée ou insuffisamment soignée, et les modes de transmission de la maladie.

Il serait bon d'ailleurs d'étendre cette propagande et de vulgariser, au moyen de conférences, d'instructions et de livres élémentaires toutes les notions relatives à la nécessité du traitement chez les syphilitiques, aux accidents souvent mortels auxquels ils s'exposent s'ils ne se soignent pas, à la contagion syphilitique et à sa transmission héréditaire. On inspirerait ainsi sans doute une salutaire appréhension et d'utiles scrupules à certains sujets qui, par ignorance, ne prêtent aucune attention à leur maladie.

Enfin il serait encore à souhaiter que tous les médecins fussent suffisamment armés pour lutter contre l'extension de la syphilis et que leur instruction spéciale ne laissât rien à désirer. Pour atteindre ce but, Fournier pense qu'il est indispensable d'ouvrir librement tous les services de vénériens ou de vénériennes (y compris ceux de Saint-Lazare) à tout étudiant ou médecin justifiant de seize inscriptions et d'exiger de tout aspirant au doctorat, avant le dépôt de la thèse, un certificat de stage dans un service de vénériens.

L'*action morale* tend à prendre une part de plus en plus importante dans la prophylaxie générale de la syphilis. Des institutions civiles ou religieuses, ayant pour but de venir en aide aux prostituées qui désirent abandonner leur profession, existent dans la plupart des grandes villes d'Europe. Il est vrai que le nombre des prostituées, ainsi amendées, reste relativement faible.

Les résultats sont beaucoup plus appréciables lorsqu'il s'agit des établissements qui recueillent, à leur arrivée dans les grandes villes, en attendant qu'elles soient placées, les jeunes filles venant de la campagne pour travailler comme domestiques ou ouvrières; elles trouvent là une sauvegarde contre les embauchages suspects qui les conduiraient trop souvent à la prostitution et en feraient rapidement des victimes de la syphilis. Ces institutions si utiles sont encore loin d'être assez nombreuses. Un des résultats de la Conférence internationale de Bruxelles de 1898 pour la prophylaxie des maladies vénériennes, a été de donner successivement naissance à une *Société internationale de prophylaxie sanitaire et morale* ayant son siège dans la capitale de la Belgique, et à une *Société française de prophylaxie sanitaire et morale*, fondée à Paris par le professeur Fournier. Ces deux sociétés poursuivent le même but, qui est d'étudier tous les moyens de diminuer la fréquence des maladies vénériennes. La *Société française*, préoccupée par la fréquence des contaminations dues à l'ignorance du public, en matière de maladies vénériennes, s'est attachée à la vulgarisation des notions élémentaires sur la transmission directe ou héréditaire de la syphilis, sur la nécessité d'un traitement longtemps suivi. Elle n'a pas hésité à mettre à l'étude le problème si délicat de l'éducation prophylactique de la jeunesse.

Chacune des mesures que nous venons de passer en revue contribue à garder de la syphilis un certain nombre de sujets. Si l'on veut bien réfléchir que, sans cette intervention, la plupart d'entre eux seraient certainement devenus à leur tour le point de départ d'autant de foyers de contagion ou de transmission héréditaire de la maladie, on aurait mauvaise grâce à ne pas reconnaître que ces prescriptions d'hygiène générale sont d'une incontestable utilité, bien que les unes soient si violemment attaquées et les autres trop souvent négligées.

TABLE DES MATIÈRES

I. — Prophylaxie.

II. — Soins hygiéniques.

III. — Cures thermo-minérales.

TROISIÈME PARTIE

Hygiène générale.

462-09. — Coulommiers. Imp. Paul BRODARD. — 7-09.

MASSON ET Cie, ÉDITEURS
LIBRAIRES DE L'ACADÉMIE DE MÉDECINE
120, BOULEVARD SAINT-GERMAIN, PARIS — VIe ARR.

n° 594. (Février 1909) (Cie L. H. D.)

L'ŒUVRE MÉDICO-CHIRURGICAL (Dr CRITZMAN, directeur)

Suite de Monographies cliniques

SUR LES QUESTIONS NOUVELLES
EN MÉDECINE
EN CHIRURGIE ET EN BIOLOGIE

Chaque monographie est vendue séparément. . **1** *fr.* **25**

Il est accepté des abonnements pour une série de 10 monographies au prix payable d'avance de **10** fr. pour la France et **12** fr. pour l'étranger (port compris).

DERNIÈRES MONOGRAPHIES PUBLIÉES

51. **Les Arriérés scolaires**, par R. CRUCHET, professeur agrégé à la Faculté de Médecine de Bordeaux.
52. **Artério-Sclérose et Athéromasie**, par J. TEISSIER, professeur à l'Université de Lyon.
53. **Les Sulfo-éthers urinaires**, par les Drs Henri LABBÉ et G. VITRY.
54. **Les Injections mercurielles intra-musculaires dans le traitement de la syphilis**, par le Dr A. LÉVY-BING.
55. **Anticorps antigènes et Méthode de déviation du Complément** (*Le Mécanisme de l'Immunité*) par le Dr P.-F. ARMAND-DELILLE.

L'Alimentation et les Régimes
chez l'homme sain ou malade

Par Armand GAUTIER

Professeur à la Faculté de Médecine, Membre de l'Institut.

TROISIÈME ÉDITION, REVUE ET AUGMENTÉE

1 volume in-8° de VIII-756 *pages, avec figures* . . . . **12** fr.

Manuel élémentaire de Dermatologie topographique régionale,

par **R. SABOURAUD**, chef du laboratoire de la Ville de Paris à l'hôpital Saint-Louis. *1 vol. grand in-8° de* XII-736 *pages, avec 231 figures, broché,* **15** fr., *relié toile.* . . . . **16** fr.

Traité des Maladies de l'Enfance.

Deuxième édition, revue et augmentée, publiée sous la direction de MM. **J. GRANCHER**, professeur à la Faculté de Paris, et **J. COMBY**, médecin de l'hôpital des Enfants-Malades, *5 volumes grand in-8°, avec figures.* . . **112** fr.

TOME I. — Physiologie et Hygiène de l'Enfance. Maladies infectieuses. Maladies générales de nutrition. Intoxications. . . . . **22** fr.

TOME II. — Maladies du tube digestif. Maladies du pancréas. Maladies du péritoine. Maladies du foie. Rate et ses maladies. Maladies des capsules surrénales. Maladies génito-urinaires . . . . **22** fr.

TOME III. — Maladies de l'appareil respiratoire. Maladies de l'appareil circulatoire. . . . . **22** fr.

TOME IV. — Système nerveux. Maladies de la peau. . . . . . . **22** fr.

TOME V. — Maladies du fœtus et du nouveau-né. Organes des sens. Maladies chirurgicales. Thérapeutique. Formulaire . . . . **24** fr.

636[?]. — Imprimerie LAHURE, rue de Fleurus, 9, à Paris.

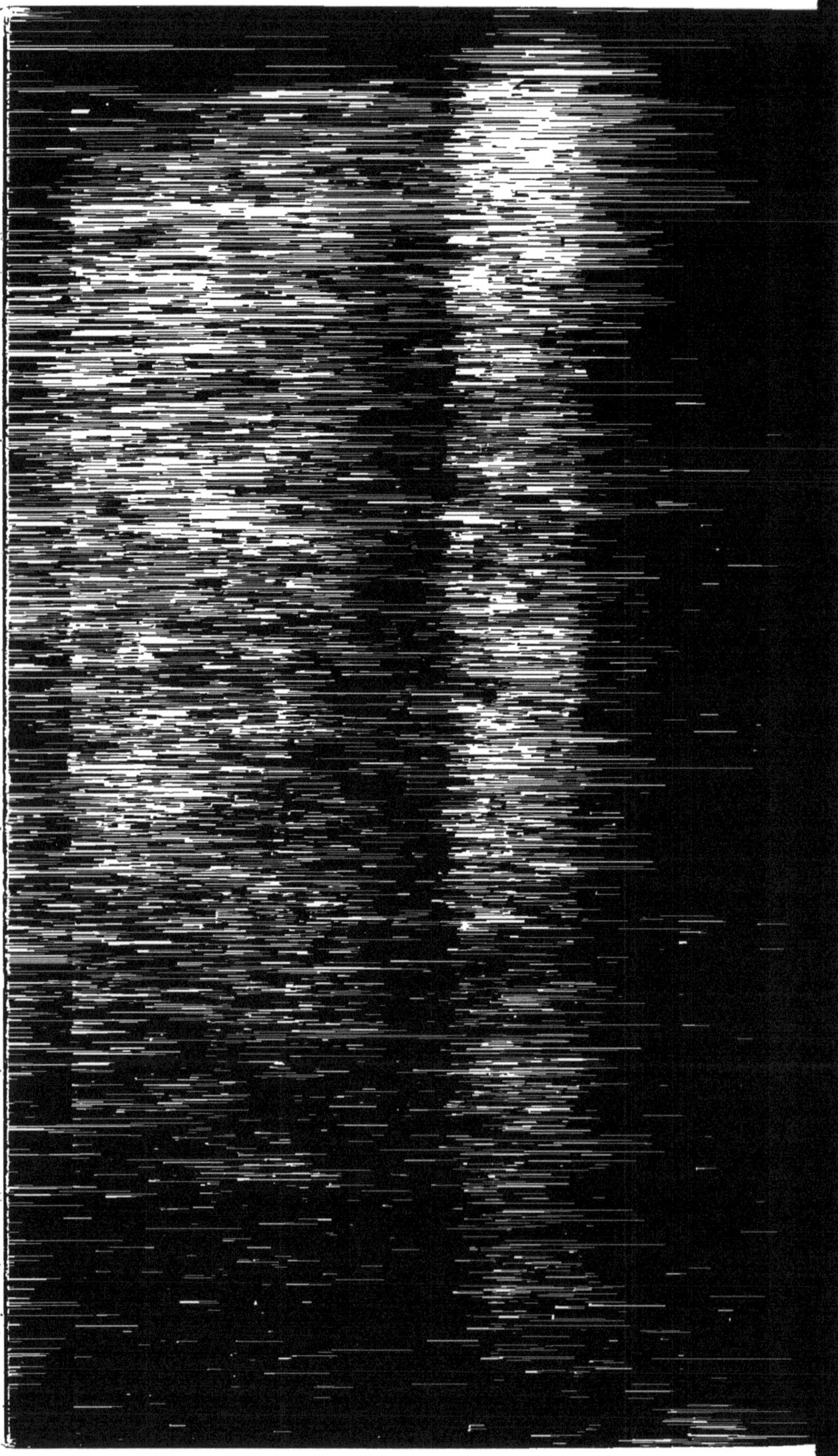

www.ingramcontent.com/pod-product-compliance
Ingram Content Group UK Ltd.
Pitfield, Milton Keynes, MK11 3LW, UK
UKHW021104290826
14628UKWH00014B/337

9 782012 971486